口腔护士的

Quint Study Club

一书在手　轻松掌握！

牙周组织高效临床检查图谱

著　（日）石原 美树
　　（日）小牧 令二

译　于　淼
　　张　馗
　　丁　林

北方联合出版传媒（集团）股份有限公司
辽宁科学技术出版社
沈　阳

This is translation edition of
歯科衛生士臨床のためのQuint Study Club
しっかり測定できる！ 歯周組織検査パーフェクトブック
石原美樹 小牧令二 著
©Quintessence Publishing Co., Ltd.

©2021，辽宁科学技术出版社。
著作权合同登记号：06-2017第125号。

版权所有·翻印必究

图书在版编目（CIP）数据

牙周组织高效临床检查图谱 /（日）石原美树，（日）小牧令二著；于淼，张馗，丁林译. —沈阳：辽宁科学技术出版社，2021.5
ISBN 978-7-5591-1993-3

Ⅰ. ①牙… Ⅱ. ①石… ②小… ③于… ④张… ⑤丁… Ⅲ. ①牙周组织－检查－图谱 Ⅳ. ①R322.4-64 ②R781.404-64

中国版本图书馆CIP数据核字（2021）第051094号

出版发行：辽宁科学技术出版社
　　　　　（地址：沈阳市和平区十一纬路25号　邮编：110003）
印　刷　者：上海利丰雅高印刷有限公司
经　销　者：各地新华书店
幅面尺寸：210mm×285mm
印　　张：7
字　　数：200千字
出版时间：2021年5月第1版
印刷时间：2021年5月第1次印刷
策划编辑：陈　刚
责任编辑：殷　欣　苏　阳　金　烁
封面设计：袁　舒
版式设计：袁　舒
责任校对：李　霞

书　　号：ISBN 978-7-5591-1993-3
定　　价：98.00元

投稿热线：024-23280336
邮购热线：024-23280336
E-mail:cyclonechen@126.com
http://www.lnkj.com.cn

著者简介

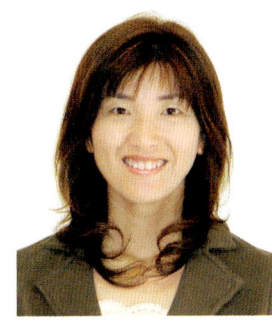

石原 美树

日本口腔卫生士，株式会社 COCO DentMedical 董事长 社长

1989年	毕业于爱知学院大学口腔卫生专门学校
	就职于二村医院
1991年	就职于月星口腔诊所
1997年	辞职，自由职业
2006年	任名古屋市口腔医师会附属口腔卫生士专门学校 非常勤讲师
	取得日本牙周病学会认定口腔卫生士资格
2008年	创立KOKO学习组
2010年	取得日本口腔种植学会种植专科卫生士资格
2011年	取得日本临床牙周病学会认定口腔卫生士资格
2012年	取得日本医疗器械学会第2种灭菌技师资格
2016年	成立株式会社COCO DentMedical

隶属学会等：
日本牙周病学会
日本临床牙周病学会
日本口腔种植学会
日本医疗器械学会
KOKO学习组

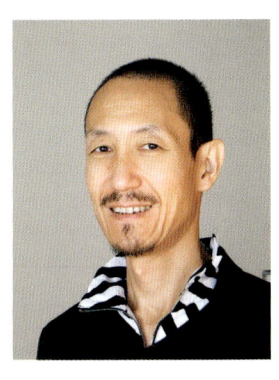

小牧 令二

日本岐阜县瑞穗市 美江寺口腔医院 院长

1956年	出生于日本岐阜县
1981年	毕业于爱知学院大学口腔医学部
1986年	开设美江寺口腔医院
2015年	任大垣女子短期大学 非常勤讲师

隶属学会等：
国际牙科创伤协会（IADT）
日本牙周病学会
日本口腔种植学会
日本临床牙周病学会
日本口内疗法学会
日本腭咬合学会

译者简介

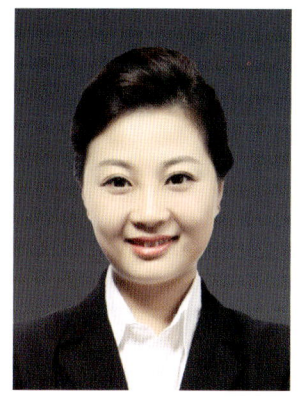

于淼，本科毕业于日本北海道大学，博士毕业于日本东京医科齿科大学口腔种植学与再生医学专业，师从春日井升平教授。拥有中国、日本两国行医执照，先后任职于东京种植中心、北京威尔默口腔等医疗机构。中国人民解放军301总医院从事博士后研究员。

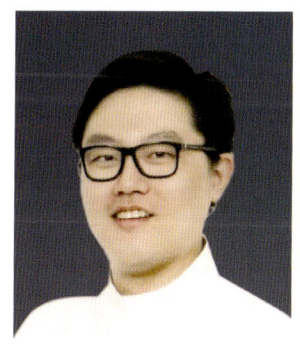

张馗，日本东京医科齿科大学口腔种植学与再生医学专业博士，ITI会员，日本口腔病学会会员，日本东京医科齿科大学外国人特别研究员。大连市口腔医院综合二科医师。

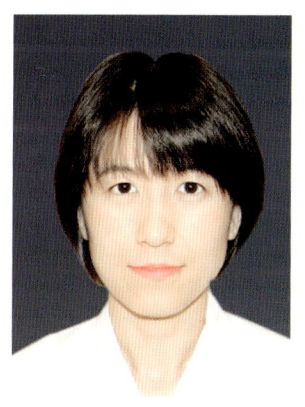

丁林，遵义医科大学第五附属（珠海）医院口腔科副主任医师。日本东京医科齿科大学口腔种植学与再生医学专业博士，四川大学口腔固定修复学专业硕士。

译文校对简介

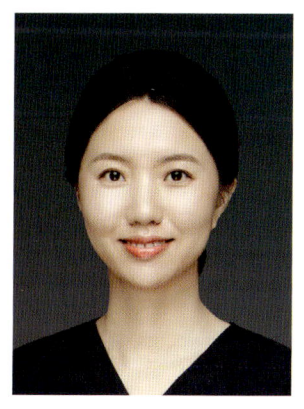

赵春丽，日本口腔卫生士，毕业于日本大阪太成学院大学齿科卫生士专门学校，日本临床牙周病学会会员。

序

近几年，随着我国口腔医学的高速发展，口腔医务工作者也逐渐意识到牙周治疗的重要性，健康口腔牙周护航的理念已深入人心。

我国在2017年9月公布了第四次全国口腔健康流行病学调查结果，在35～44岁居民中口腔内牙石检出率为96.7%，牙周病的防治工作任重而道远。

国家卫生健康委员会在2019年2月发布了《健康口腔行动方案》，提出了以"预防为主，防治结合，坚持以人民健康为中心"的目标，希望对社会各阶层实施口腔健康管理。我国的人口基数如此之大，这个防治目标如何实现？除了需要大量的牙周专科医生以外，还需要大量的预防人才，也就是口腔护士与医生一起来实现这个目标。欣闻此书的翻译出版，作者详细介绍了牙周检查的各个方面和牙周病的基础知识、大量的临床图片精心编排，对于规范口腔护士的操作行为定会起到良好的作用，并助力口腔护士成为医生的得力助手，为我国人民的牙周健康贡献力量！

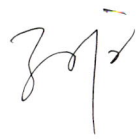

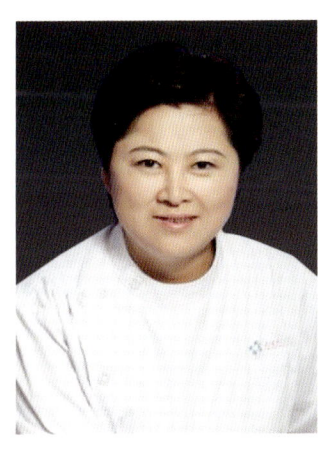

孙江，日本东北大学博士，主任医师。大连医科大学教授，硕士生导师；大连市口腔医院牙周黏膜科主任。辽宁省口腔医学会牙周专业委员会主任委员，中华口腔医学会牙周专业委员会常务委员。

前言
仅仅靠视诊判断牙周炎很难吗？

这有3位牙周炎患者。只看照片，能够判断出患者的牙周炎状况吗？

病例1　患者情况如下
年龄：43岁。
性别：女性。
职业：从事护理工作并就读于护士学校。
全身疾患：无。
吸烟与否：否。
口腔科既往病史：8年前，在麻醉下去除过牙石，当时牙龈退缩。
口腔卫生状况：每天刷牙3次。
补充特记：不喜欢咀嚼硬食品，牙齿全部敏感。

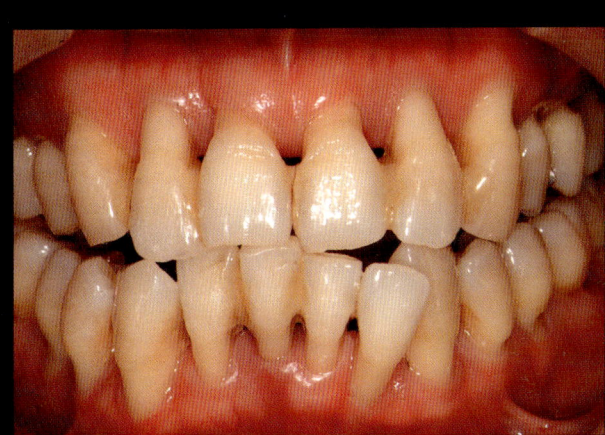

病例2　患者情况如下
年龄：25岁。
性别：男性。
职业：美容师。
全身疾患：无。
吸烟与否：每天15支。
口腔科既往病史：无特殊备注。
口腔卫生状况：每天刷牙1次（起床后）。
补充特记：刷牙时偶尔出血。

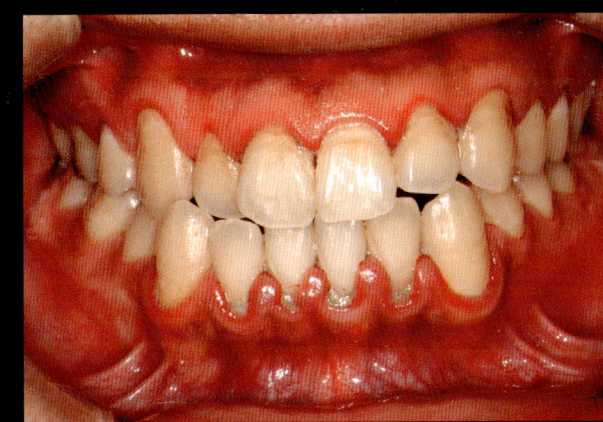

病例3　患者情况如下
年龄：43岁。
性别：女性。
职业：主妇（正在照护祖母）。
全身疾患：无。
吸烟与否：否。
口腔科既往病史：曾洁牙。
口腔卫生状况：每天刷牙3次。
补充特记：自己基本无牙周炎的感觉。如果做拔牙之类的处置后需要卧床两三天。

病例1的患者，其实是如下的状况

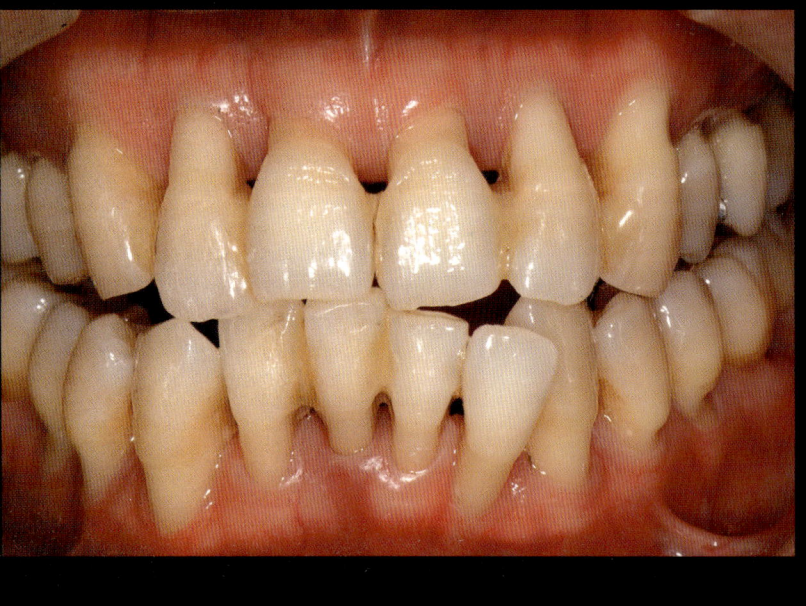

通过视诊可以看出

牙龈很薄，可以预测出牙周炎很严重。

牙龈退缩显著，磨牙区能看到明显的楔状缺损。从紧致的牙龈可以看出以前曾在口腔医院接受过牙周治疗。

前牙区因为松动被临时固定。那现在的情况是否会咬合困难呢？

因为年纪还轻，牙根已暴露，担心未来有牙齿敏感的可能性。

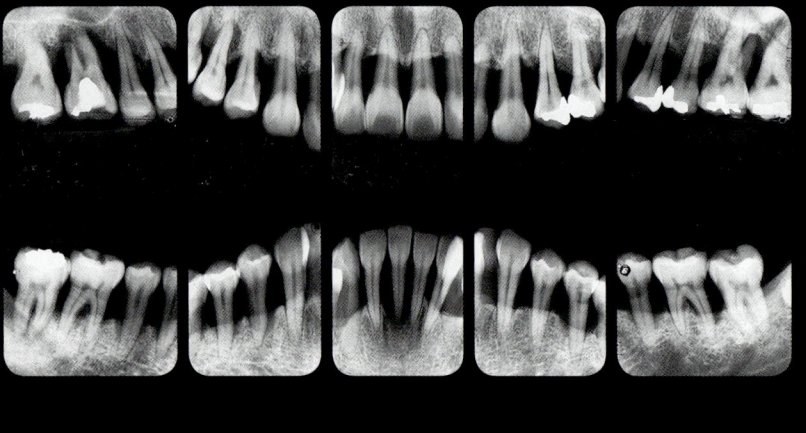

通过X线片可以得出

结合年龄可以判断为重度侵袭性牙周炎。上下颌的骨吸收重度，不仅骨量比较少，垂直向骨吸收也很多。6|和|6远中根以及1|的保存比较困难。龋齿的风险比较低。

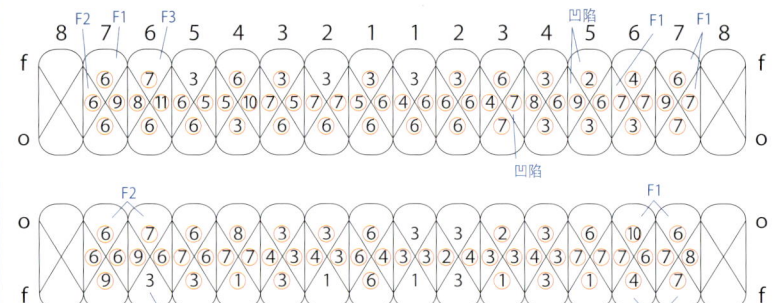

通过牙周检查可以得出

认真刷牙后口内的牙龈比较松弛。牙周袋比视诊要深，全口探诊出血。

根分叉的形状也有问题。

探诊时发现，有几处龈下牙菌斑存在。

通过视诊可以看出

整体上可以判定为纤维性炎症，特别是下颌前牙有明显肿胀。从牙龈的炎症程度可以看出吸烟和口呼吸可能性很大。

全口都有牙菌斑附着，牙颈部附有白色软垢。另外，龈上和龈下都有很多牙石附着。

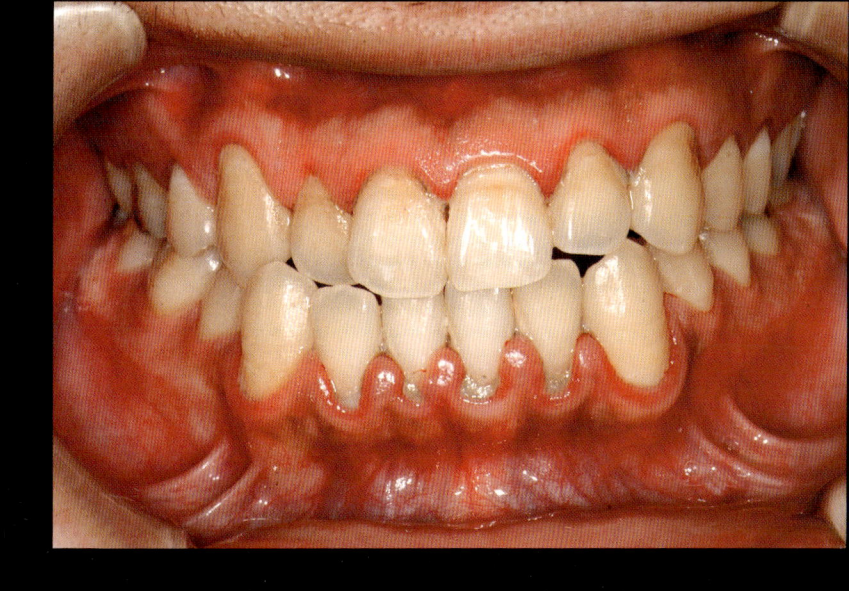

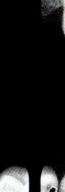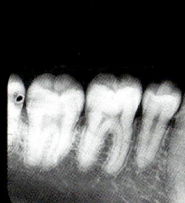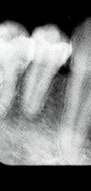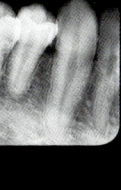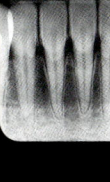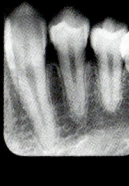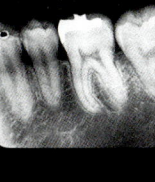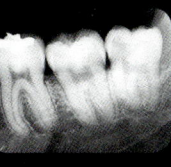

通过X线片可以得出

虽然牙龈有重度炎症，但X线片未见骨吸收，属于牙龈炎。从X线片也可以观察到牙石。虽然有很多牙菌斑，未见邻面龋。

通过牙周检查可以得出

全口探诊出血明显。虽然磨牙区远中面有5~6mm的深牙周袋，但整体上只有3~4mm，比想象的要浅。

牙周探诊时，全口都有牙石。

没有发现松动牙。

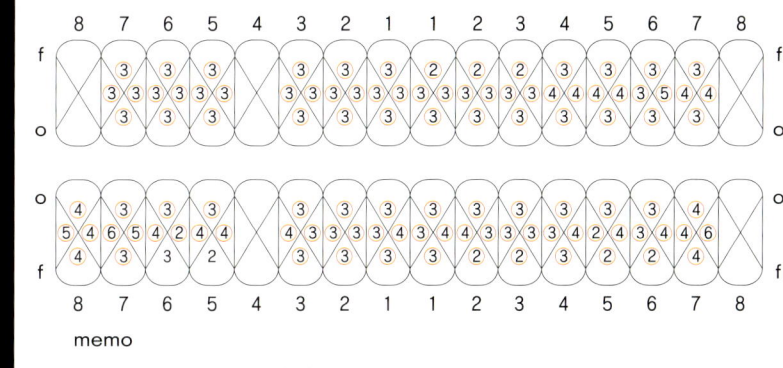

通过视诊可以看出

颊舌面虽然很干净，但邻接面有牙菌斑。牙龈视诊看不出显著炎症。这是个视诊基本发现不了大问题的病例。

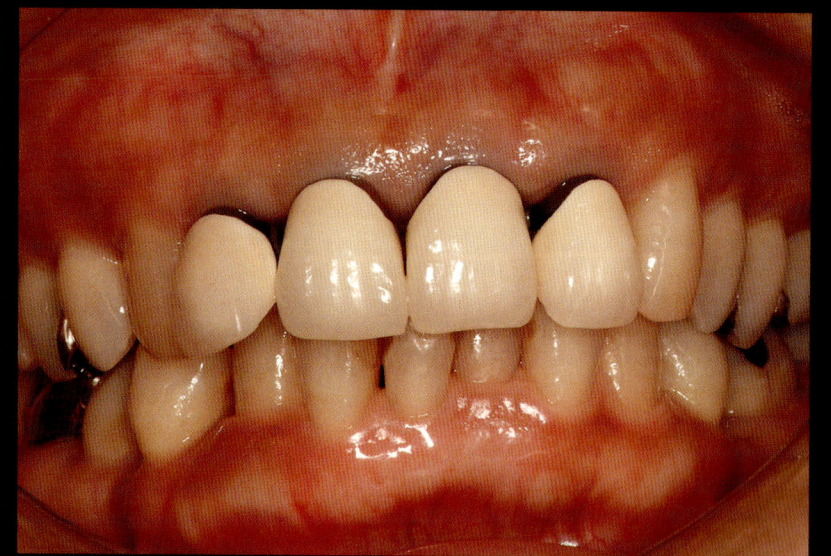

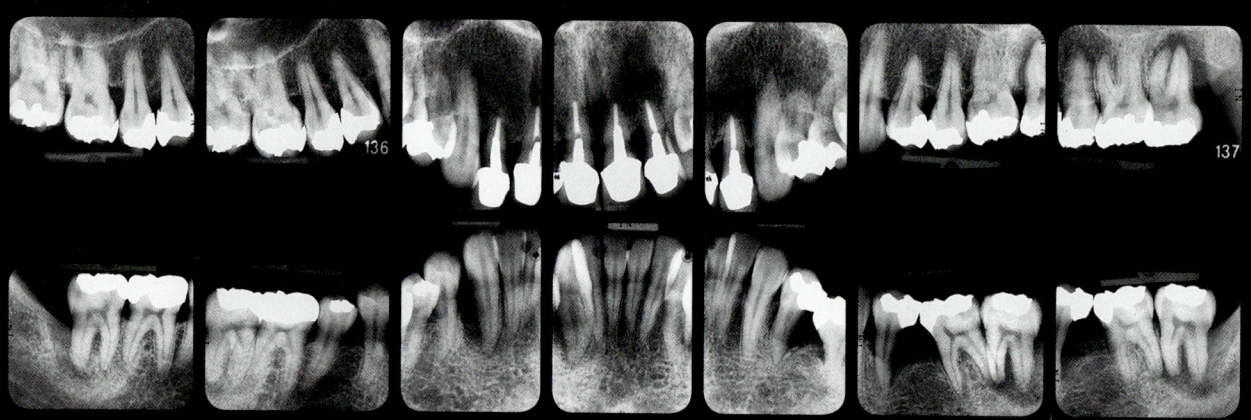

通过X线片可以得出

从年龄来看，上下颌都有重度牙周炎。|7、7|和7|的骨吸收至根尖，保留困难。前磨牙和前牙部的牙根较短，部分可见明显的垂直向骨吸收。

M																																	
	0		0		0		0		0		1		0			0		1		0		0		0		0		1					
	4 3 4	5 3 4	4 2 3	5 2 3	3 2 2	3 3 3	4 3 3		3 3 3	4 3 2	3 3 3	3 3 3	4 2 3	4 3 3	4 7 6	
	6 3 4	3 3 4	4 4 3	4 4 2	2 3 4	3 3 3	3 3 3		3 3 3	3 3 2	3 3 2	3 4 3	4 2 4	2 3 2	3 11 9 11	
8	7	6	5	4	3	2	1		1	2	3	4	5	6	7	8
	12 3 4	4 6 4	5 3 4	3 3 4	3 4 11	4 4 3	3 3 3		3 3 3	3 3 3	3 3 3	3 2 3	3 2 3	5 3 4	3 12 12	
	14 13 4	4 4 3	4 4 3	3 2 3	4 3 3	13 12 4	5 3 3	3 3 3		3 3 3	3 3 3	3 4 3	3 3 2	3 2 3		3 4 3	5 13 13	
	0		0		0		0		0		0		0			0		0		0		0		0		0		1					M

通过牙周检查可以得出

|7、7|和7|都有到达根尖的牙周袋。相比炎症的程度牙石不算多，牙龈出血也不算多。前磨牙和前牙部有4~5mm的牙周袋，部分牙龈炎症进展迅速。

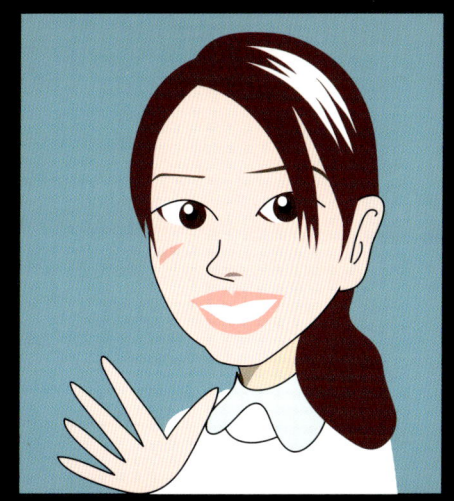

从以上3个病例可以看出，仅凭对口腔内进行视诊是无法准确判断出患者的口腔内状况的。

看了病例1~病例3以后，大家能够判断牙周情况了吗？是不是还有一点难呢？这是意料之中的。因为仅凭视诊是无法掌握牙周炎的具体状态和程度的。此外，牙周情况非常复杂，每位患者口腔内的每一颗牙的牙龈状态和骨吸收的程度以及解剖学形态、牙石的量都是不同的。所以，为了掌握牙周病和牙周的具体状况与程度，牙周的检查是必不可少的。

牙周检查，不只是要掌握复杂的状态。经常进行正确和保持规范性检查，事关重要。检查的正确性和规范性，是确认治疗的效果和保证效果持久性的必不可少的保障。

牙周检查，是每天临床治疗必要的、不可缺少的环节。检查是医院医疗活动的必要环节，也要让付出时间和经受疼痛的患者理解其重要性，需要医护人员每天去努力。

本书是为帮助新晋口腔科护士掌握牙周检查的知识而编写的一本通俗易懂的书。

怎样才能使得自己的牙周检查技能更上一层楼呢？笔者认为是"想知道更多"的"求知欲"。通过这本书，如果能提高大家的求知欲则是笔者的荣幸。

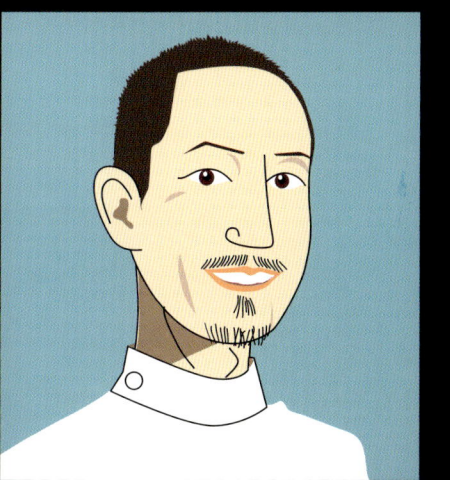

仅靠视诊是无法把握复杂的牙周病情的，本书致力于介绍相关诊疗技能，请好好学习吧！

牙周炎得到改善

牙周炎不仅因其程度的不同而不同，也因进展状态及致病因素各异而不同。所以，治疗牙周病前需要进行牙周的检查，具体掌握病情之后因人而异提供牙周治疗。

通过合适的牙周治疗，基本上所有的牙周病都能够得到改善。牙周病因人而异，牙周治疗也因人而异。通过牙周的检查来把握具体病情、治疗并改善牙周病吧！

牙周病初期患者

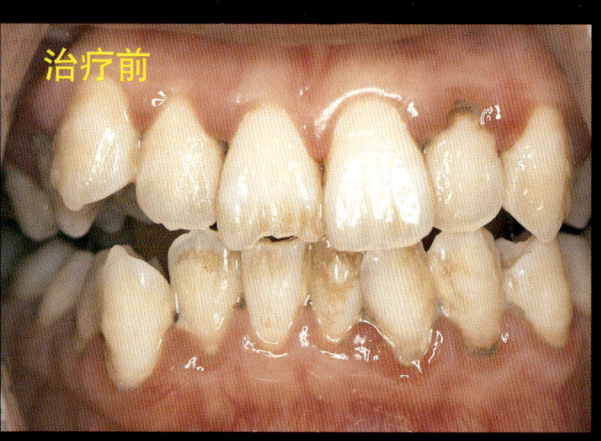
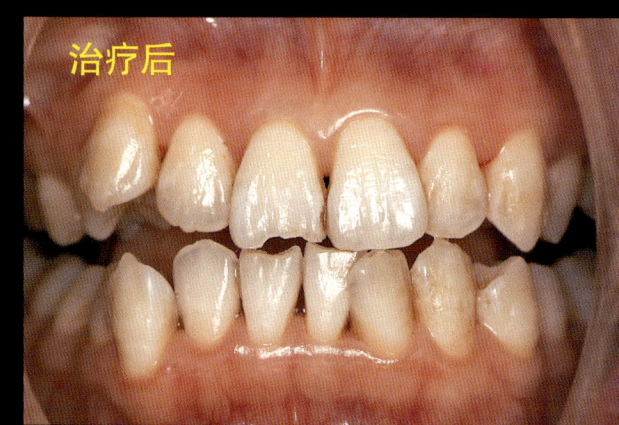

侵袭性牙周炎患者

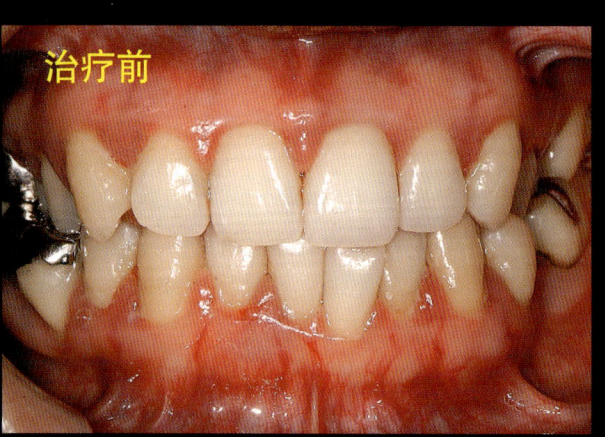
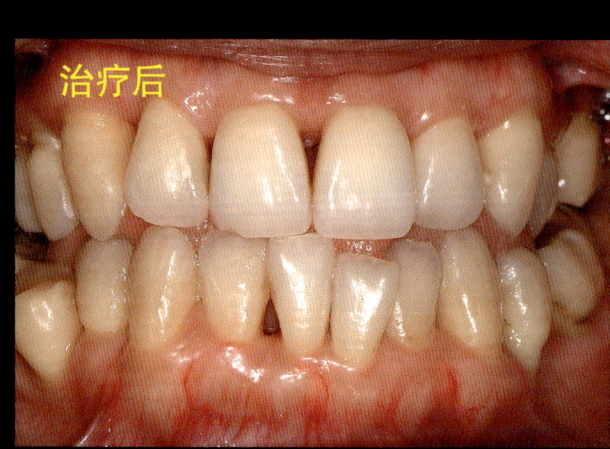

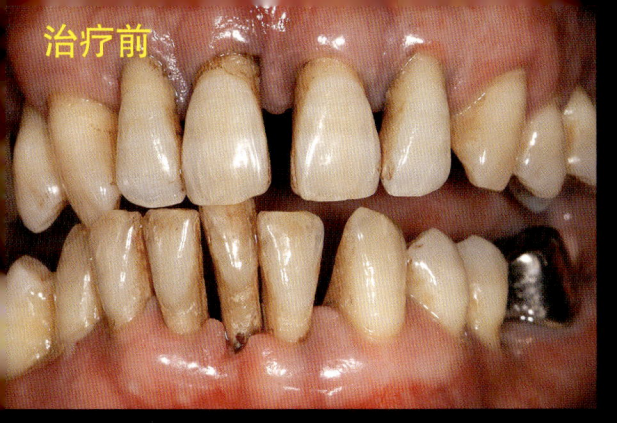
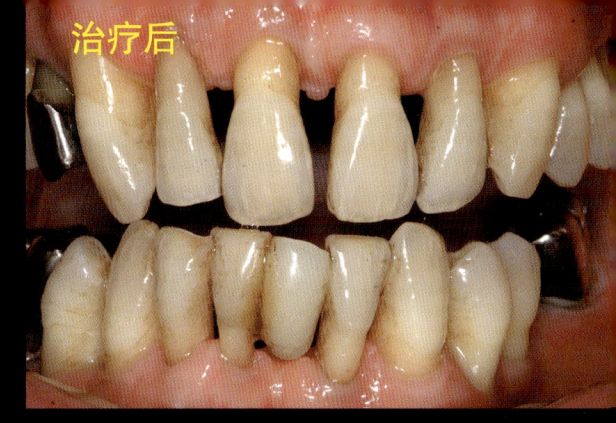

伴重度糖尿病的牙龈炎患者

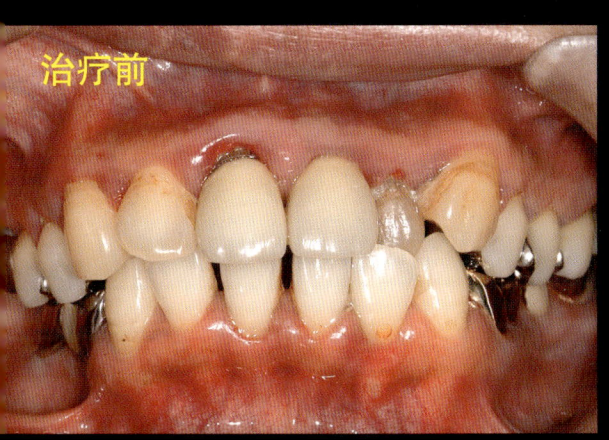
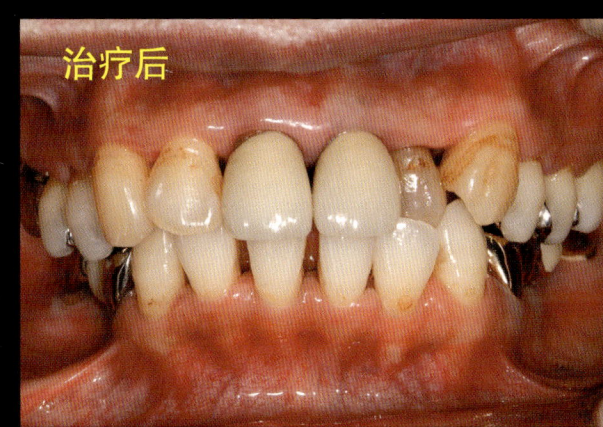

服用钙拮抗剂的牙周病患者

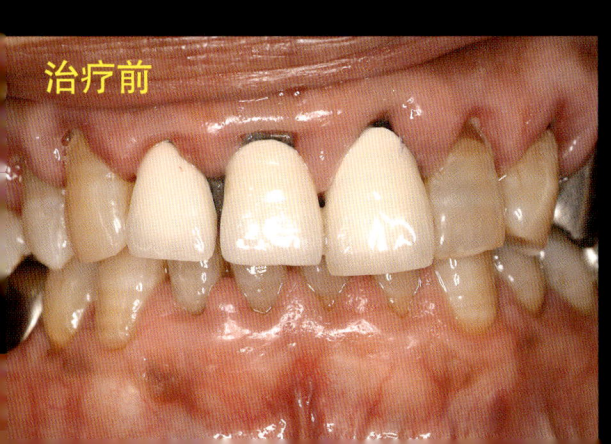
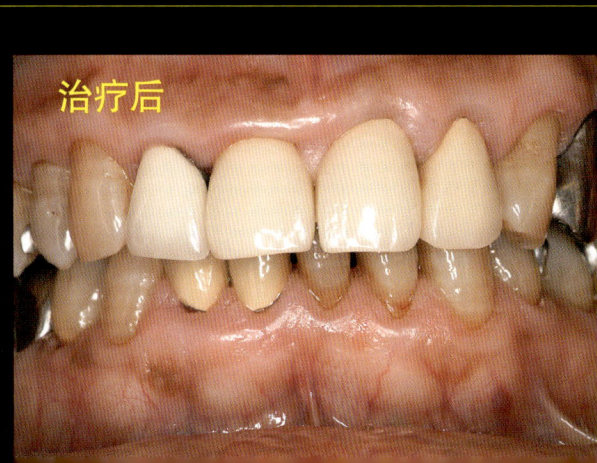

目录

第1章 牙周检查的必备工具——一起加强读片能力吧！ 23

X线片读片能力强化方法 24

- 关于口腔科医疗第一线的X线片诊断 24
- 全景片诊断强化方法 25
- 咬合翼片读片强化方法 26
- X线片读片强化方法 26
- X线片观测不到什么呢？ 30

　①观测不到颊舌侧的骨吸收 30
　②骨吸收的种类判断 31
　③看不见的折裂线 32
　④牙槽骨的开裂和开孔 32

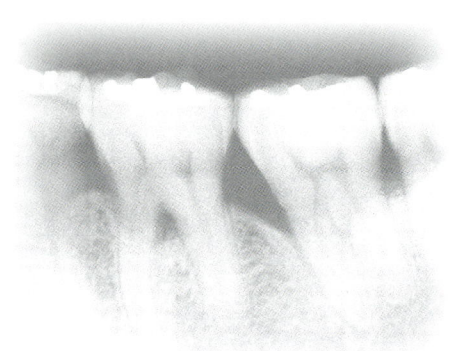

第2章 新人必读！牙周组织检查要点——首先认真做好这些要点 33

首先认真做好这些要点 34

牙周检查的体位 35

把握牙菌斑附着的状况 36

- 牙菌斑图表的制作 36
- 牙菌斑附着情况的测定方法 37

　①测定目标 38
　②什么方法是错误的？………测定方法不同会导致测定结果不同 39

牙周袋深度的测定 ~ 牙周探诊 ~   41

- 为了测定牙周袋深度所需最重要的基础知识   41
- 探针持法   42
- 探针的握持力   42
- 探诊力度   42
- 牙周探诊时的体位   43
- 牙周探诊时的头位   43
- 牙周袋深度测定法   44

  ①在什么位置测定呢？1点法、4点法、6点法   44
  ②探针的插入   45
  ③探针的数值读取   47
  ④牙周袋内探针的移动方式 ~ 提拉式牙周探诊 ~   49
  ⑤轻松测定难以测定部位的技术   50

- 根分叉病变状态的确认   52

  ①根分叉病变的测定方法~下颌~   53
  ②根分叉病变的测定方法~上颌~   54

牙周探诊时出血的确认~BOP指数计量~   56

- BOP的测定方法   56

  ①出血的方式   56
  ②初诊时进行BOP确认……   57
  ③复诊时进行BOP确认……   57

- 填写方法也要下点功夫，才能够提高易读性   58

测定松动度　59

- 松动度的测定方法　59
  - ①怎样测定松动度呢？　59
  - ②松动度的分类：Miller分类法　60
- 最重要！咬合功能检查　60
- ★第2章　要点　61

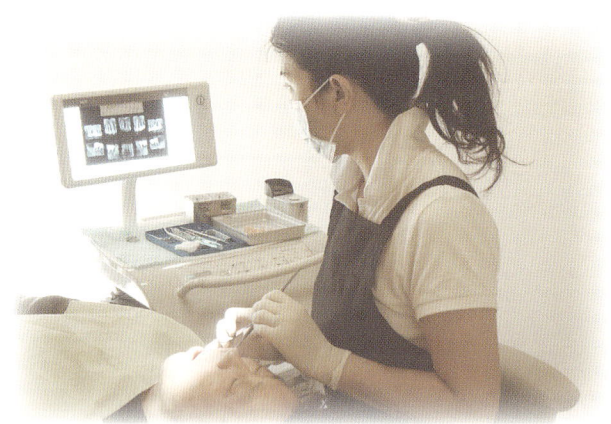

第3章　进一步提高，高级口腔护士看这些，这样做　63

升级！牙菌斑附着情况的确认　64

- 避免牙菌斑检查遗漏　64
- 临床牙菌斑鉴别法　65

升级！牙周袋深度测定（牙周探诊）　66

- 牙菌斑的不同感觉　66
- 容易出现误差的部位及对策　67
  - ①倾斜或拥挤的牙齿测定　67
  - ②大块牙石附着的牙齿测定　68

- 为了能够正确测定需要了解的牙齿解剖　69

　①牙根形态要知道　69
　②必须留意畸形发育沟　69
　③如何看待牙根峡部　70
　④牙釉质剑突　71
　⑤釉珠　72
　⑥有根分叉病变的牙齿牙周袋深度的测定方法　72

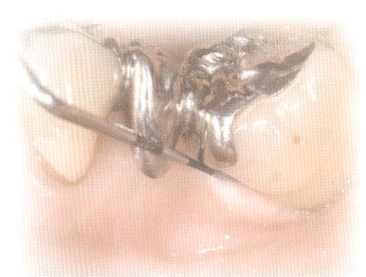

升级！牙龈状态的确认　74

- 确认附着龈　74
- 系带位置也要确认　75
- 不能忽视过度刺激　75

升级！更深层次了解牙齿松动　76

★第3章　要点　77

第4章　一起来扩大诊查范围，掌握更多牙周诊查知识　79

一起来理解显示牙龈状态的特征　80

- 分清厚龈型与薄龈型　80
- 分清水肿性炎症和纤维性炎症　81

牙周探诊检查时需要一起确认的附加检查　82

- 记录牙龈退缩量　82
- 临床附着水平的测定也十分重要　82
- 综合判断牙周探诊深度　83

多根牙要注意这些地方　84

一起掌握种植体的检查方法　85

当然要确认！牙齿的状态　86

- 不要漏掉龋坏　86
  - ①要有不漏掉初期龋坏的观察力　86
  - ②近年激增！关心根面龋的发生　87
- 不要漏掉不良修复体　87

口腔黏膜、舌、唾液的情况也需要确认　88

- ①是否存在口腔黏膜病？　88
- ②舌体的异常是否存在？　89
- ③唾液的状态……口腔内的干燥状态也要确认　89

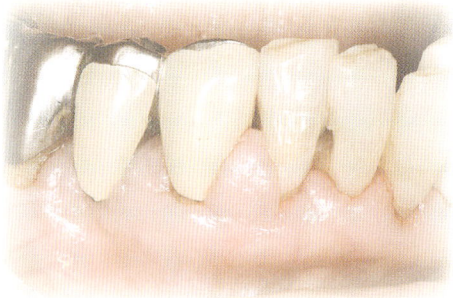

第5章　更加擅长牙周病治疗！
　　　　牙周病的基础知识　91

健康的牙周组织　92

- 健康而正常的牙周组织是怎样的呢？　92

罹患牙龈炎的牙周组织 95

· 罹患牙龈炎的牙周组织是怎样的呢？ 95

罹患牙周炎的牙周组织 97

· 罹患牙周炎的牙周组织是怎样的呢？ 97

牙周病的分类 99

· 牙周病的分类 99

· 慢性牙周炎是怎样的呢？ 99

· 侵袭性牙周炎是怎样的呢？ 100

· 一起来理解侵袭性与慢性牙周炎的区别 100

· 在临床中，判断慢性和侵袭性牙周炎困难吗？ 101

· 牙周病的进展，因牙为单位、牙面为单位而不同 102

· 坏死性牙周病是什么？ 106

· 这是牙周炎吗？未达到诊断基准的偶发性附着丧失 107

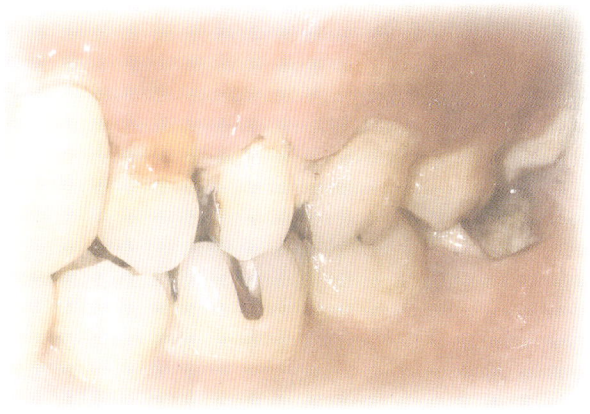

小贴士　需额外掌握！

小贴士之① 使用定位器拍摄规范牙片　26

小贴士之② 高效确认牙菌斑　37

小贴士之③ 有效进行红染法的方法　38

小贴士之④ 需要留心的分界线　44

小贴士之⑤ 器械不同导致测量结果误差　48

小贴士之⑥ 通往完美牙周袋深度测定之路　51

小贴士之⑦ 只要统一测定的方法，就能减少误差　57

小贴士之⑧ X线片表现出的"力"的异常　61

小贴士之⑨ 清除牙菌斑的目标设定为20%以下　65

小贴士之⑩ 多亏了解了这些！哪些人群易患纤维性牙龈炎症呢？　81

参考文献一览　110

结语　111

1

第1章　牙周检查的必备工具——
　　　 一起加强读片能力吧！

X线片读片能力强化方法

关于口腔科医疗第一线的X线片诊断

X线片诊断与口腔科护士

在口腔科医疗的现场，X线片诊断是由口腔科医生来负责的。不过，拍摄前的患者说明和准备工作以及照片的显像与管理都是口腔科护士可以担任的。可以说，对于牙周病的诊断不可或缺的X线片诊断中，口腔科护士的工作责任很大。

所以，口腔科护士在担任牙周治疗的重要任务的同时，有必要强化充满相关信息的X线片的读片能力。

X线片诊断的重要性

因为牙周病常伴随着视诊不到的骨吸收等情况，所以没有X线片的相关诊断，无论如何是无法做出正确的诊断的。

X线片诊断不仅能把握现状，而且能检测就诊开始后的治疗效果，对于长期追踪和掌握变化，提供规范性和再现性。因此，摄影前的准备、冲洗与照片管理等工作至关重要。

为了能让X线片在临床上发挥作用，每天的训练十分重要。

● **X线片的种类**

日常临床用
全景片
数码X线片（上下颌）
咬合翼片

详细诊断必要时
CT

● **根据疾患分类的X线片种类及摄影方式**

初期牙周病
全景片
配合咬合翼片

中度牙周病
全颌法（10~14张数码X线片）

种植治疗
全景片
CT

全景片诊断强化方法

全景片是用断层法拍摄的X线片。一张全景断层片能覆盖头盖骨的一部分到下颌骨，但辐射量比全颌法拍小牙片要少。

● 全景片在临床方面的用途

- 确认混合牙列的恒牙的萌出状况
- 确认埋伏牙
- 确认上颌窦
- 确认种植手术的骨量
- 确认颞下颌关节
- 确认较大的根尖病灶
- 确认颌骨内肿瘤

● 全景片的缺点

- 显像比实际显大，会把病灶的影像扩大化
- 边界线不明显
- 前牙部容易虚化
- 牙齿会重合，牙齿伸长

※关于细微的骨吸收和牙根，以及牙周膜的状态检查和诊断方面，可信度要打折扣

● 全景片的读片

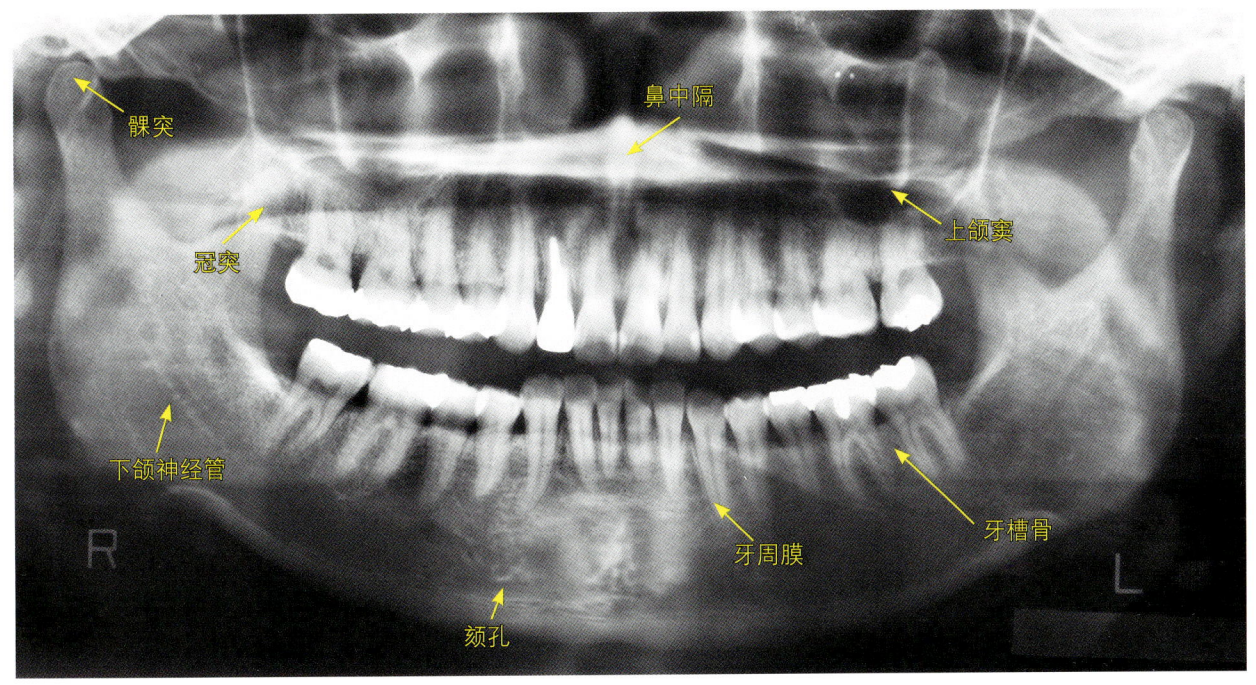

除此之外，埋伏牙与多生牙的存在，余留牙数目也都一目了然。

咬合翼片读片强化方法

一张咬合翼片，可以观察8颗牙齿的牙周病初期骨吸收和初期的邻接面牙菌斑等状况。此外，咬合翼片不仅对成人有效，对儿童的诊断也有效。在实际的临床工作中，全景片和咬合翼片两者兼用，对提高诊断的精度大有帮助。

● 咬合翼片的读片

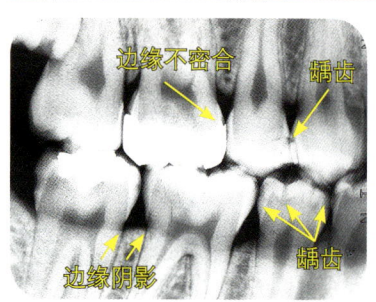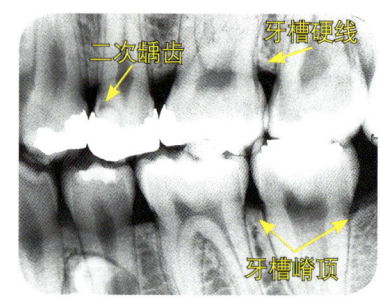

边缘阴影，是指在照片上看到的邻接面牙颈部根面的黑色部分，因为牙冠部有牙釉质覆盖而牙根部没有，以及在牙根部由于骨质使得X射线的穿透性各自不同所产生的现象。因为这不是异常，需要注意和根面龋的区别。特别是在单颗牙X线片上，因为对比度的强调，使得该现象更加显著。

X线片读片强化方法

口腔科护士一生当中要看多少X线片呢？应该是多到无法想象。没有X线片的口腔科治疗，也是无法想象的。信息量之多可见一斑。

能从X线片中读取多少信息，根据个人的能力而不同。为了强化读片能力，首先要掌握什么是正常状态。

明显的异常估计谁都能发现，而察觉细微的变化和异常，则需要知识和经验，以及我们在前言中提到的，在临床工作中的旺盛的求知欲也非常重要，因为临床现场也是学习现场。

> **小贴士之① 使用定位器拍摄规范牙片**
> X线片的重要特点是规范性与再现性。所以拍照时应该使用定位器。有平行法用定位器、二等分平行法用定位器和咬合法用定位器3种。

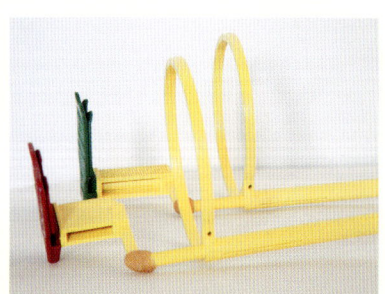

平行法用定位器

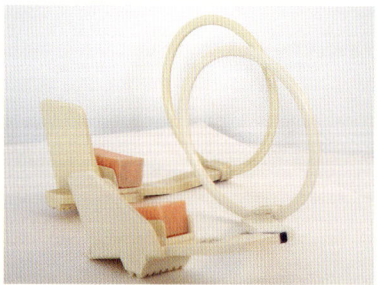

二等分平行法用定位器（照片中的定位器有部分被加工）

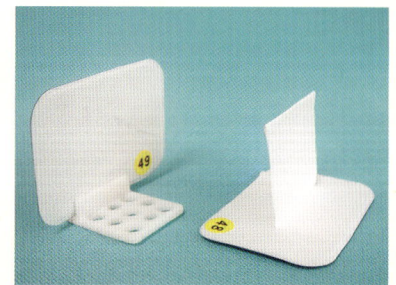

咬合法用定位器

第1章 牙周检查的必备工具——一起加强读片能力吧！

● 正常牙周的数码X线片的读片

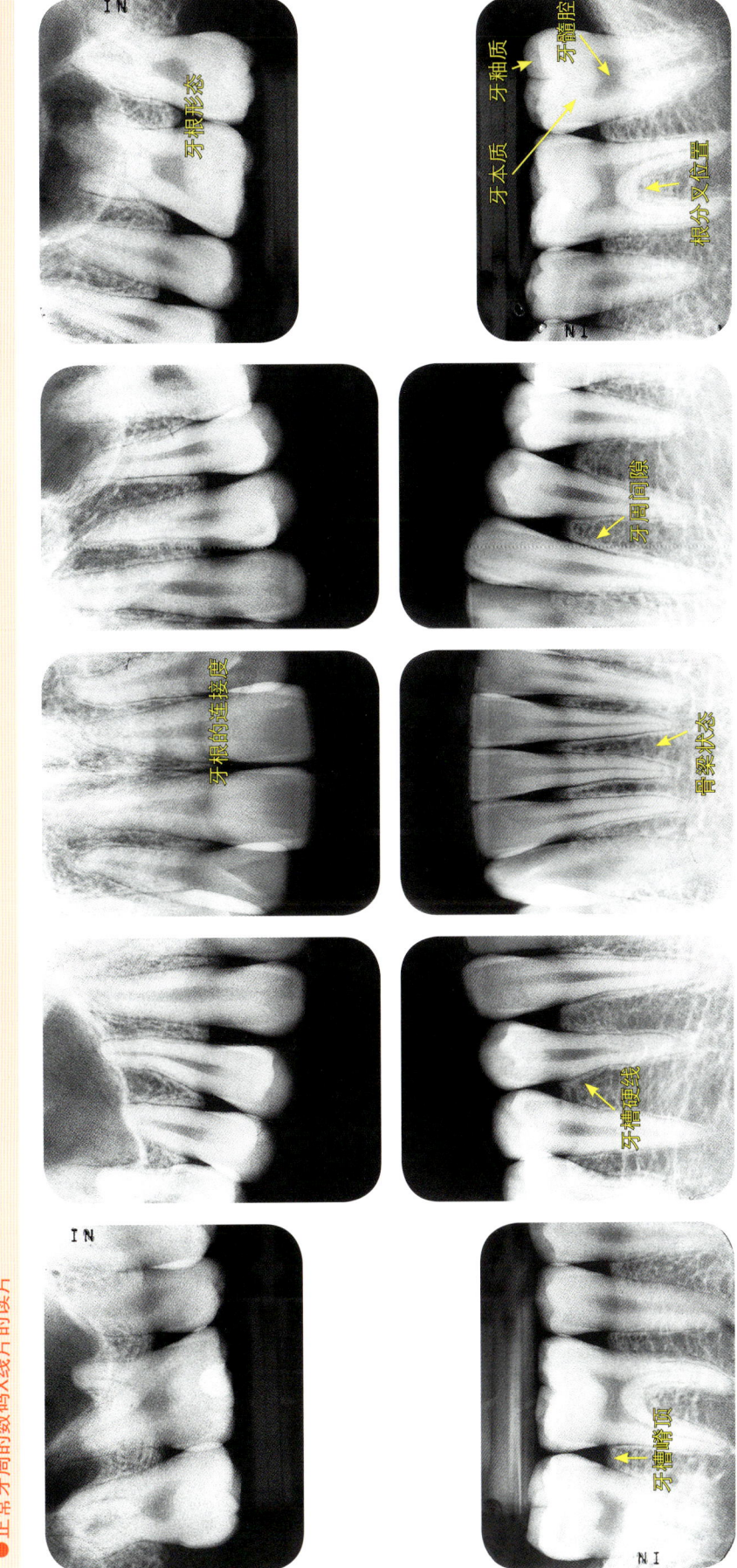

● 患病牙周的数码X线片的读片 (1)

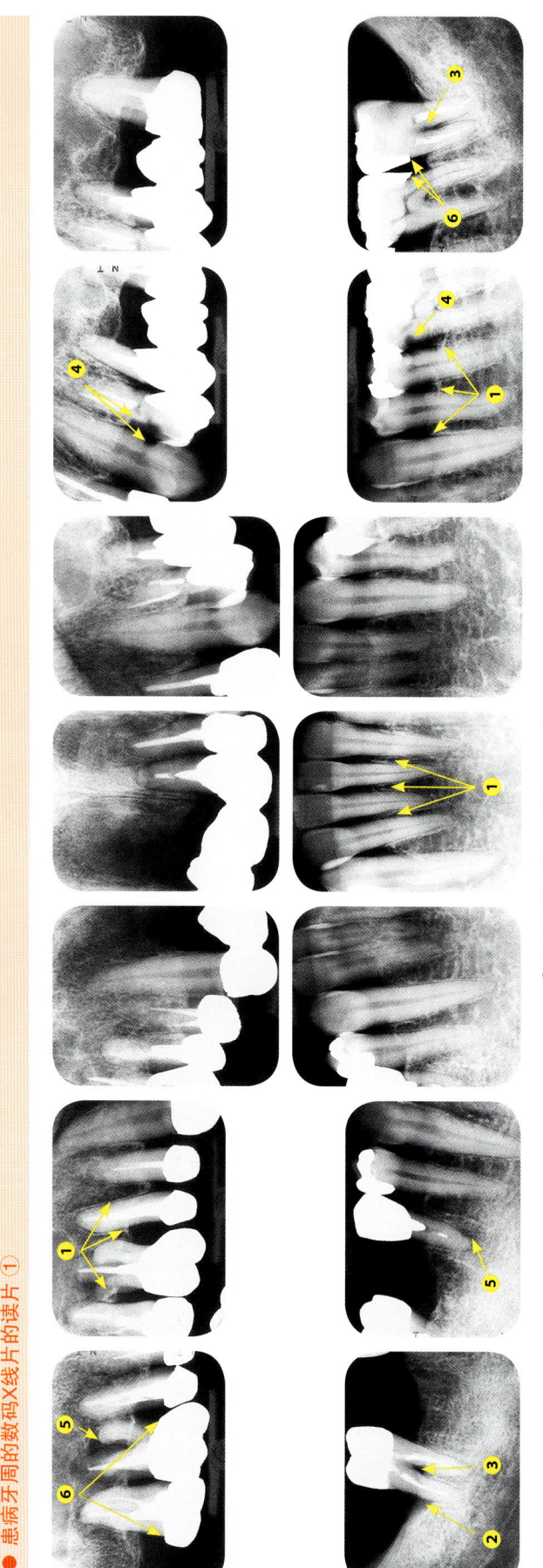

①水平向骨吸收　④根面牙菌斑
②垂直向骨吸收　⑤根尖病变
③根分叉病变　　⑥修复体边缘不密合

● 患病牙周的数码X线片的读片②

根分叉病变

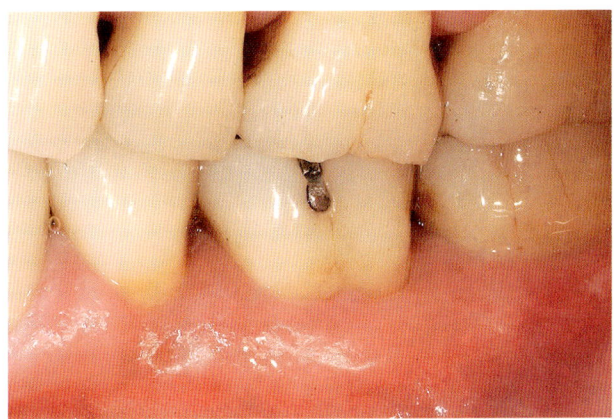
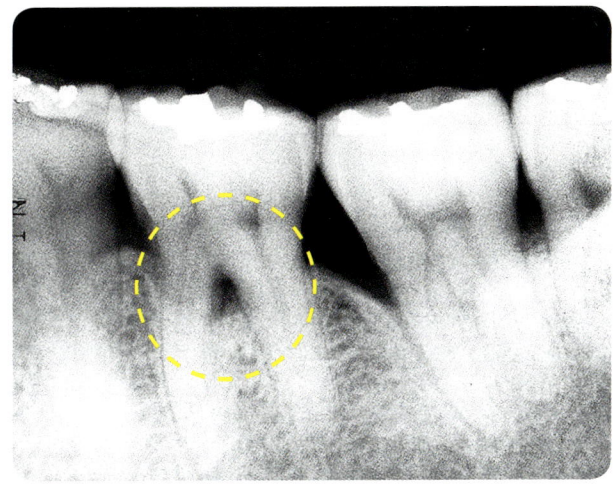

视诊无法看出根分叉病变,但是通过X线片则能看出病变。邻接面的骨量水平比根分叉部高,牙龈覆盖着根分叉而退缩不明显。

牙根折裂

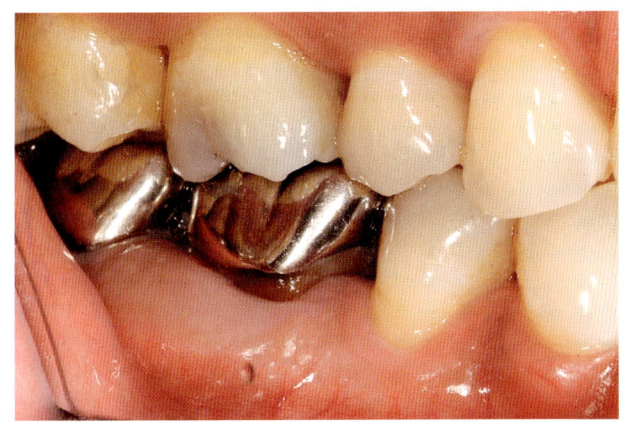
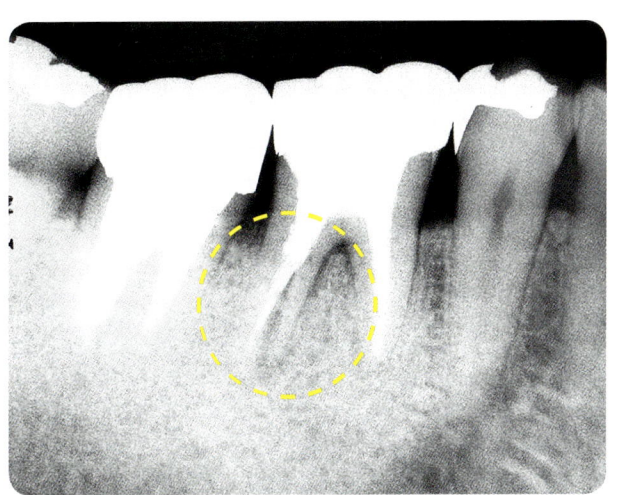

6|近心根附近能看见瘘孔。通过X线片可以看出圆心根出现破折,并能看出排脓路径。

根面牙菌斑

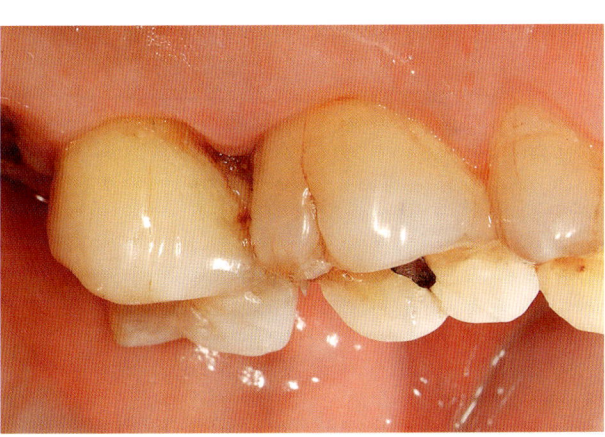
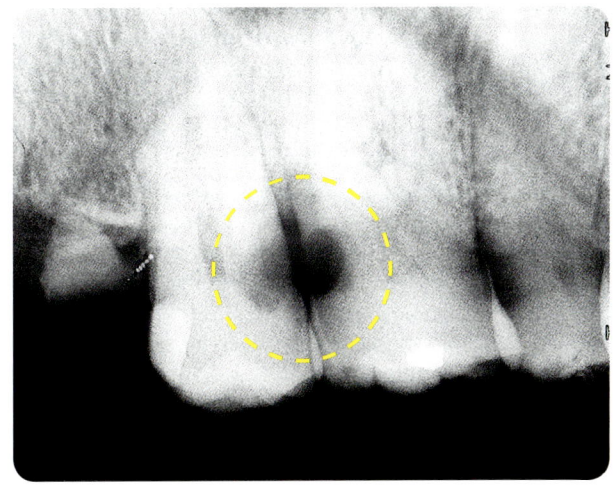

6|、7|的牙周部能看到食片压入。取出食片后牙龈出血,影响了观察。用X线片就可以观测到有很大的根面牙菌斑存在。

X线片观测不到什么呢？

X线片信息量巨大，但也有观测不到的地方。

比如说，照片其实是把立体的牙周放在了平面的黑白照片上，当然观测不到牙周的所有情况。此外，根据摄影的方向角度，也有观测得到的和观测不到的区别。

① 观测不到颊舌侧的骨吸收

X线片在观测近圆心侧的骨吸收上很有效，但在观测颊舌侧的骨吸收方面有欠缺。要通过探诊和X线片结合来做出更加正确的判断。

● 颊舌侧骨吸收

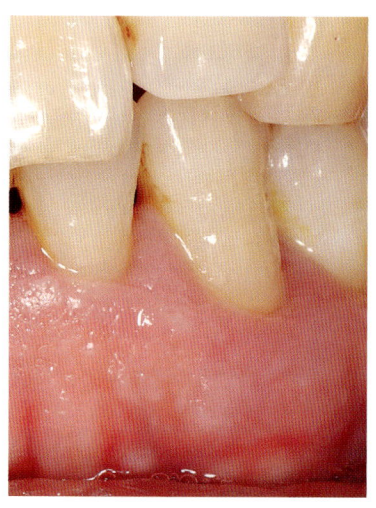

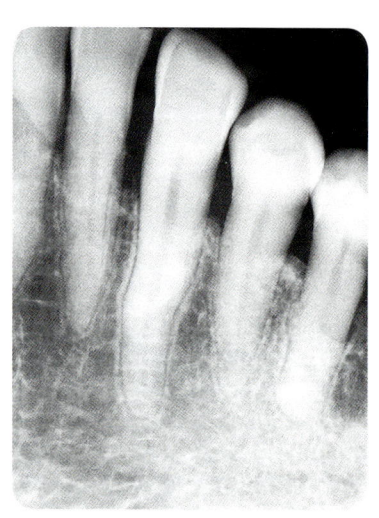
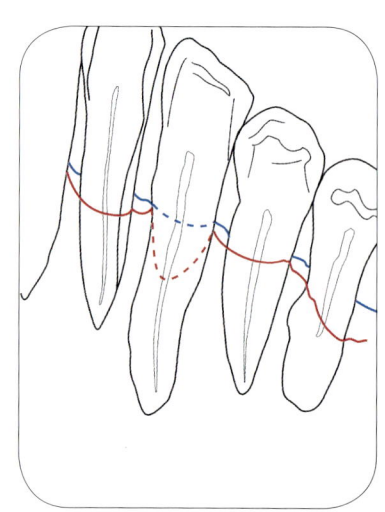

3有6mm的牙周袋，骨吸收已经出现。从X线片上看不出颊侧的骨头位置，但通过探诊的结果，可以预测出右侧图示的骨头位置。

②骨吸收的种类判断

骨吸收分为水平向骨吸收和垂直向骨吸收（角形吸收）两大类。

水平向骨吸收可以通过X线片判断出。而垂直向骨吸收分为4种，通过X线片来判明是有困难的。

在实际的临床工作中，骨吸收也不是清楚地分为4类，而是几种混合存在，使得情况复杂。

这几种骨吸收在X线片上的区别并不明显，所以垂直向骨吸收需要通过探诊和X线片兼用来对骨吸收做出"立体的"判断。

● 表面上是相同的骨吸收，实际上是完全不同的骨吸收

在X线片上……

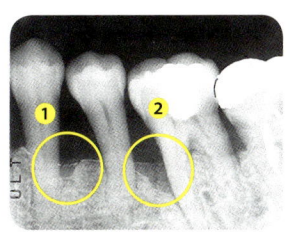

在数码X线片上 ❶ 与 ❷ 显像为同样的骨吸收。

同样病例的CT……

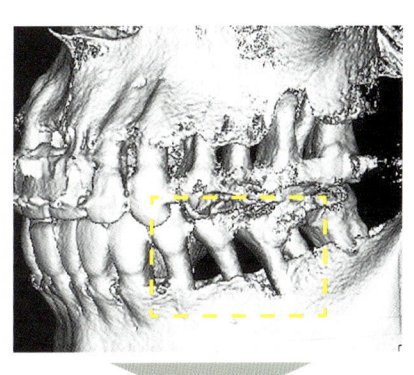

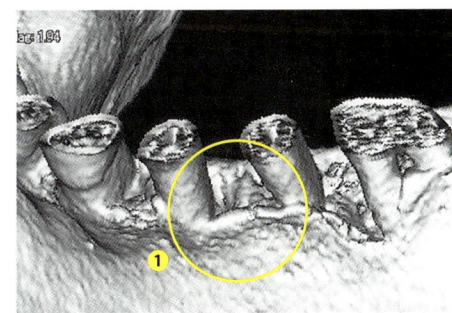
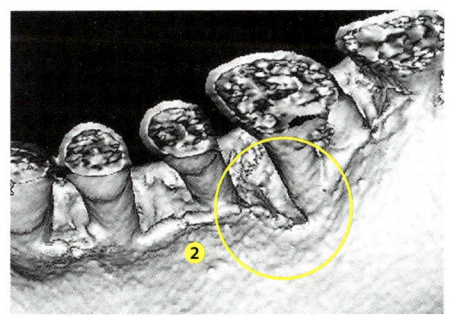

可以看出 ❶ 与 ❷ 的骨吸收状况完全不同（❶ 是三壁性；❷ 的上方是二壁性，根尖附近为三壁性），通过数码X线片则判断不出来。

● 需要牢记：垂直向骨吸收的4个种类

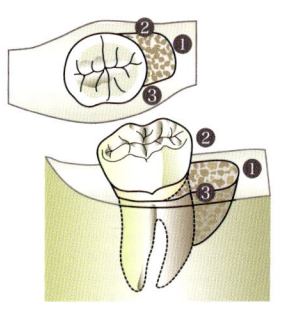
三壁性

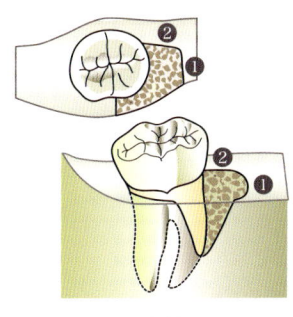
二壁性

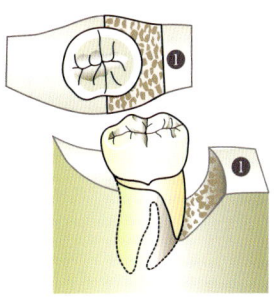
一壁性

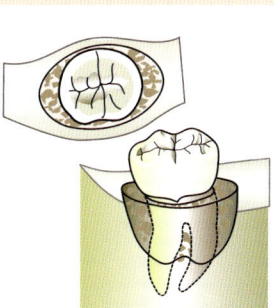
围绕性

③看不见的折裂线

死髓牙的问题在于折裂。关于折裂，由于折裂线的位置和破折的程度，有些能通过X线片确认而有些则无法确认，需要通过探诊与叩痛以及咬合痛和松动程度等综合起来确认。

● 通过X线片无法看到的折裂线

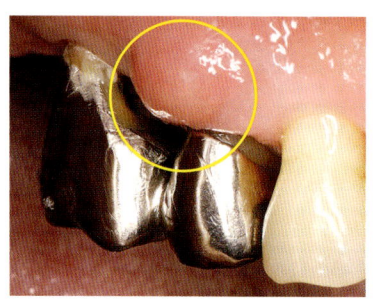

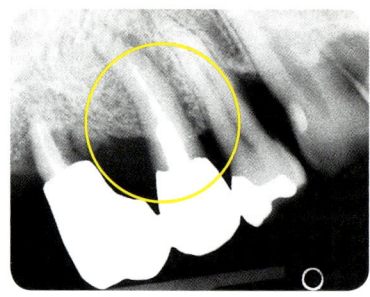

牙龈有明显的肿胀，但通过数码X线片却找不到原因。

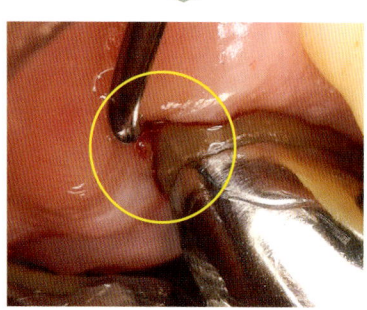

通过探诊在颊侧找到7mm的折裂线。

④牙槽骨的开裂和开孔

牙槽骨在牙周病变以后开始骨吸收，由于牙槽骨和牙的关系，有些部分没有骨质，而这些无法通过二维的X线片来确认的。

不过，没有骨质的部分也有牙周膜存在和黏膜附着的存在。

● 牙槽骨的开裂和开孔无法通过二维的X线片确认

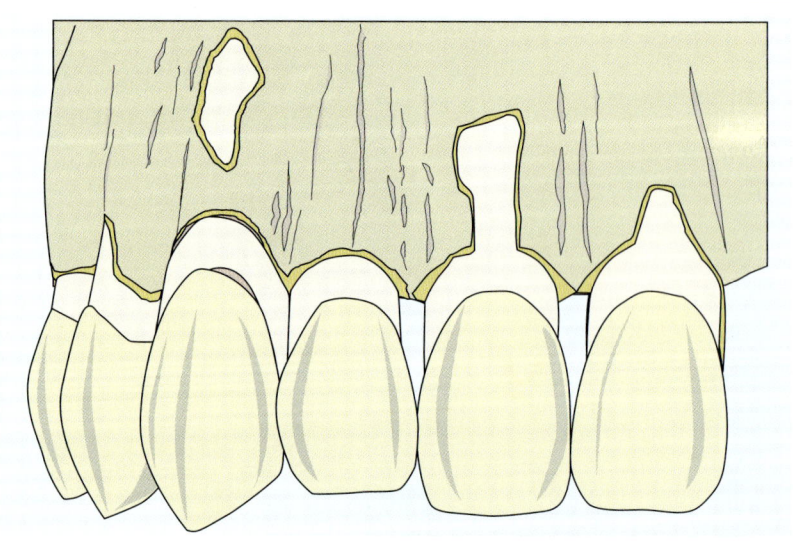

2

第2章 新人必读！
牙周组织检查要点——
首先认真做好这些要点

首先认真做好这些要点

为了能准确地完成如下图所示的牙周组织检查表，我们先要明确一下这些问题。

牙周检查的体位
对数值出现的误差有清楚的认识吗？
邻面的检测方法合适吗？
有没有根分叉区呢？

松动度
考虑到生理性动度了吗？
掌握了1度、2度以及3度松动的区别了吗？

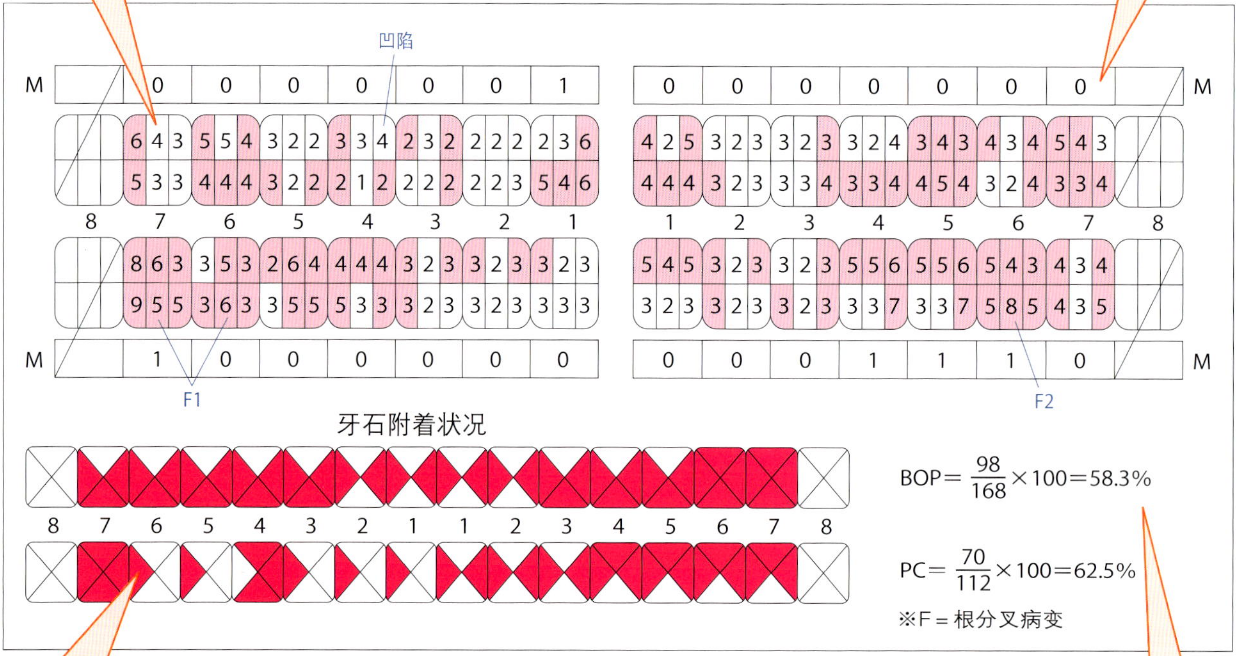

凹陷

M	0	0	0	0	0	0	1		0	0	0	0	0	0	0	M
	6 4 3	5 5 4	3 2 2	3 3 4	2 3 2	2 2 2	2 3 6		4 2 5	3 2 3	3 2 3	3 4 3	3 4 3	4 5 4	3	
	5 3 3	4 4 4	3 2 2	2 1 2	2 2 2	2 2 2	5 4 6		4 4 4	3 3 3	3 4 3	3 4 5	4 5 4	3 2 4	4	
	8	7	6	5	4	3	2	1	1	2	3	4	5	6	7	8
	8 6 3	3 5 3	2 6 4	4 4 4	3 3 3	3 3 2	3 2 3		5 4 5	3 4 3	3 5 5	6 5 5	5 5 5	5 4 5		
	9 5 5	3 6 3	3 5 5	3 3 4	3 3 3	3 3 3	3 3 3		3 2 3	3 2 3	3 3 3	3 3 7	5 8 5	4 3 5		
M		1	0	0	0	0	0	0		0	0	0	1	1	0		M

F1   F2

牙石附着状况

$$BOP = \frac{98}{168} \times 100 = 58.3\%$$

$$PC = \frac{70}{112} \times 100 = 62.5\%$$

※F = 根分叉病变

牙菌斑附着
在唾液丰富的口腔中，可以发现薄的牙菌斑吗？

出血
初诊时的出血计数方式，与再次复查时一样吗？
初诊出血严重的患者如何进行计数呢？

牙周检查的体位

进行检查的时候，考虑过体位的问题吗？

一般来说，虽然从方便检查的位置来测定比较好，但可以明确的是，用测定困难且观察困难的体位进行测定的人也是可以见到的。

检查必须要观察口腔内整体情况。所以，在意识里确保有便于看见口内整体、便于进行各项检查的体位。

● 没有用这样的体位进行检查吗？

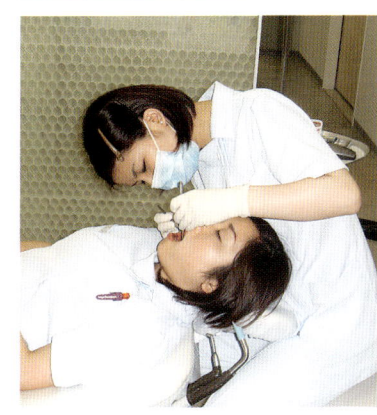

这张照片感觉到别扭了吗？这是新手常见姿势。
大多数患者在治疗椅放平时，头部在头垫的下方位置。就这样开始口内检查，视线很差，为了可以看见就必须保持这个难受的姿势。这样既增加了术者的疲劳度，也不能很好地看清口内情况。

● 牙周组织检查时的推荐体位

患者体位

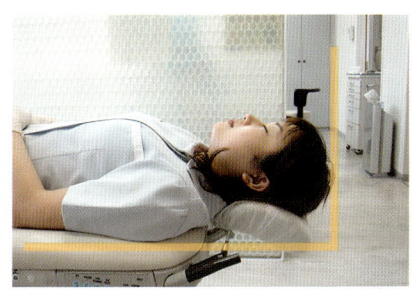

如果患者仰卧，头与头垫完全贴合，便于看到口内全景。

术者体位

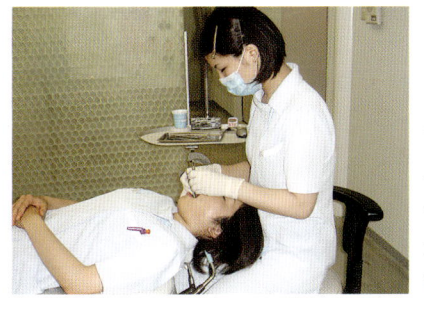

能准确地把患者调整到正确位置，便于查看口外与口内全景，连贯检查也不会造成术者负担。

根据检查的部位和项目进行移动

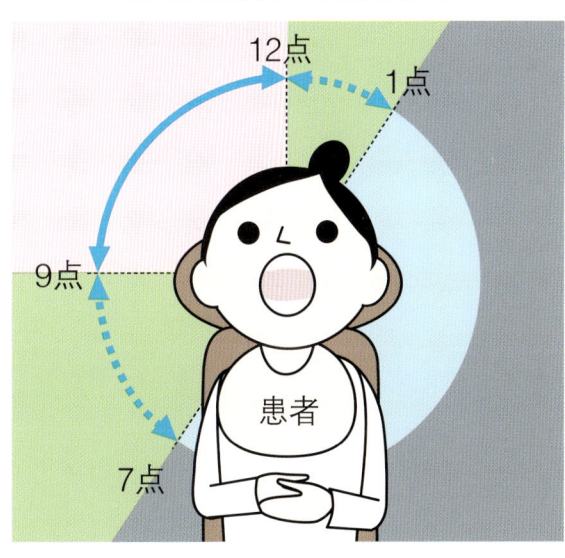

大部分检查在9点到12点位置上就可以测定。根据口内状态及测定方式，也有使用7点或者1点的位置。

牙周组织高效临床检查图谱

把握牙菌斑附着的状况

为了治疗牙周病以及维持健康，控制致病的细菌是必要的。因为细菌的量取决于宿主的免疫力，所以找到该患者所适合的牙菌斑控制水平的工作，是我们口腔科护士的工作之一。

但是，减少多少牙菌斑量，才能治愈生物体，进而也能易于维持健康呢？一般认为，这个目标为平均牙菌斑指数的20%。这是Axelsson和Lindhe等的常年研究得出的结果。

我们基于该研究，以20%以下为标准（但是根据状态的不同，有时也需要进行细致的管理）。

牙菌斑图表的制作

为牙周基础治疗，牙菌斑附着状况的测定一定是必要的。初诊时、复诊时、再次复诊时自不必说，刷牙指导的时候，或者鼓励患者的时候，以及产生牙菌斑控制变化的时候，都应记载在牙菌斑图表并活用。

测定的注意要点
①测定的不是牙菌斑量而是牙菌斑有无。
②只测定牙颈部附近的牙菌斑，牙冠部的牙菌斑不计数。
③全颌的牙菌斑附着状态，作为牙菌斑百分比，以百分比进行数值化。

● 让O'Leary牙菌斑记录法变得更强吧!

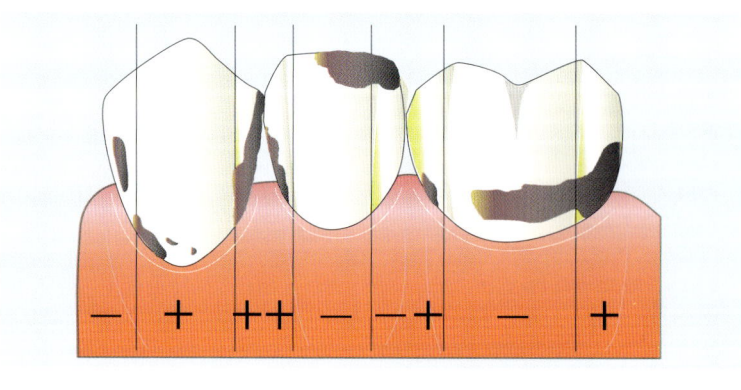

O'Leary牙菌斑记录法
（Plaque Control Record，PCR）

将口腔内所有牙齿分为4个面（颊侧、舌侧、近中面、远中面），测定各面的牙颈部附近有无牙菌斑数值化。

● 牙菌斑百分比的求法

$$牙菌斑百分比 = \frac{牙菌斑附着牙面数}{被检牙面数} \times 100$$

牙菌斑附着情况的测定方法

牙周组织检查时，或者口腔卫生宣教时，需要测定牙菌斑的附着情况。而且，在牙周治疗过程中，也要进行高频度检查。

作为检测方法，有牙菌斑指示剂（红染法）和牙周探针探诊法，不仅仅是便于读取牙菌斑，也有患者视觉冲击的效果。但是，进行全颌染色，因为消除时间长，并且会将舌、牙龈及嘴唇染红，对检查后患者的考虑不周。

牙周探针探诊，不像牙菌斑指示剂那样花费时间长。

● 牙菌斑测定——红染法

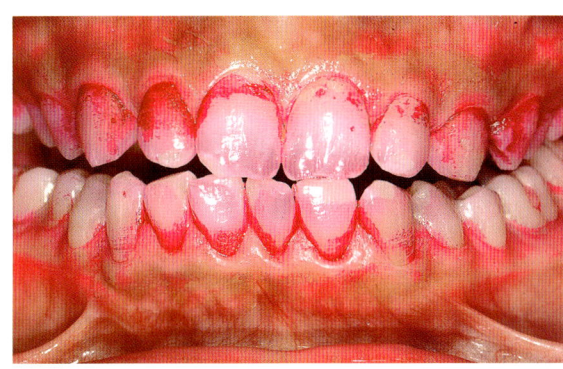

将牙菌斑染色，测定牙颈部有无牙菌斑。

● 牙菌斑测定——牙周探针探诊法

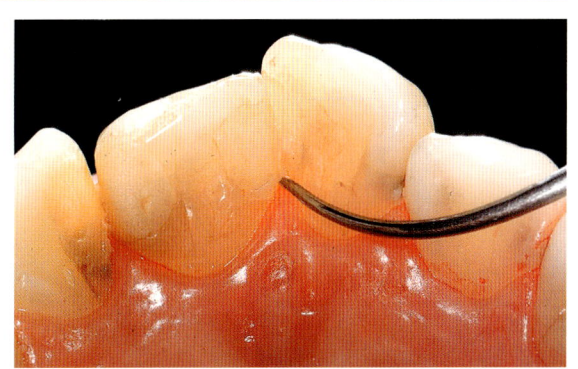

使用牙周探针测定牙颈部有无一层牙菌斑。

小贴士之② 高效确认牙菌斑

牙菌斑测定和其他检查相比，可能是并不需要如此精密的必要。但是根据测定的方法，测量的百分比与原本状态相差甚远（参考39页）。

因为稍加注意就能防止，在这里介绍两个需要注意的地方。

① 牙菌斑图表测定后，进行探诊

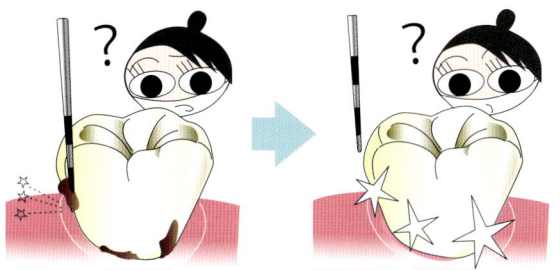

如果先进行探针探诊，探针沿牙面滑动去除牙菌斑或者因为牙菌斑探诊数值读取困难时，必须在牙菌斑去除之后测定。

② 邻面计数必须颊舌侧双面计数

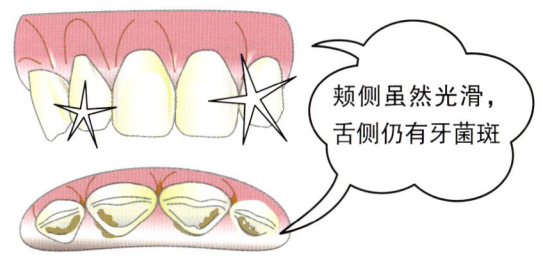

颊侧虽然光滑，舌侧仍有牙菌斑

一般，相较颊侧，舌侧邻面有更多的牙菌斑附着。如只在容易测定的颊侧计数，结果会有很大的差别。

① 测定目标

那么，实际上附着多少牙菌斑才需要检查呢？即使如右图所示程度的牙菌斑，也要认真检查。

检查时，空气干燥牙齿，牙周探针上附着的牙菌斑完全擦掉后，再向下一个测量部位移动。

● 检查牙菌斑量的目标

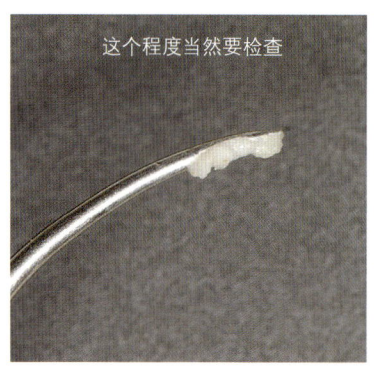
这个程度当然要检查

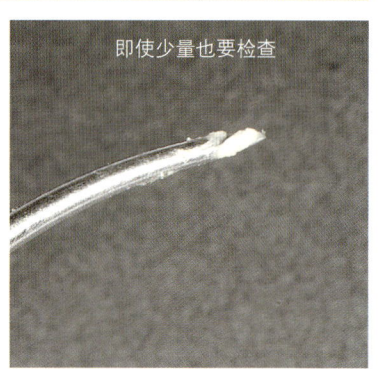
即使少量也要检查

● 一个部位的测定结束，擦掉黏附的牙菌斑后移动到下一个部位

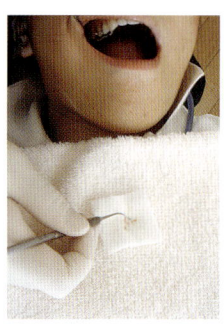 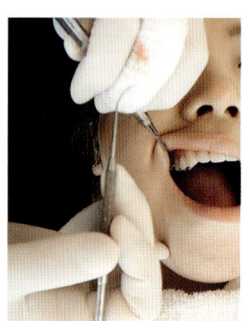

左：擦掉附着的牙菌斑的纱布，比起直接放在围巾上，不如放在位于胸前的毛巾上使用更好。
右：也有在手指上缠绕纱布擦去牙菌斑的方法

小贴士之③ 有效进行红染法的方法

①染色之前不要忘记保护周围部位

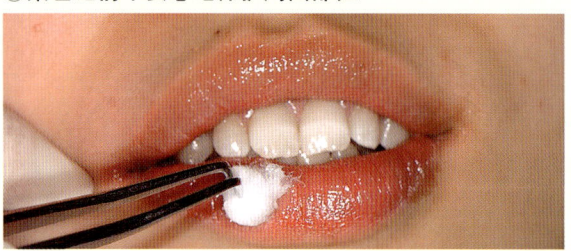

涂布染色剂前，在嘴唇及牙龈上涂凡士林或者可可油，仅让测定所必需的牙齿染红，而嘴唇或者牙龈不应沾染。

②染色前指示剂的选择

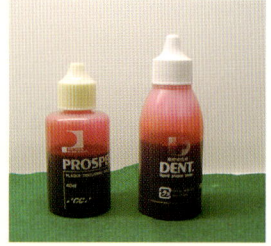

指示剂的种类有很多种。染色方法的不同，各种先试一下。

③显色后（测定后），有效消除

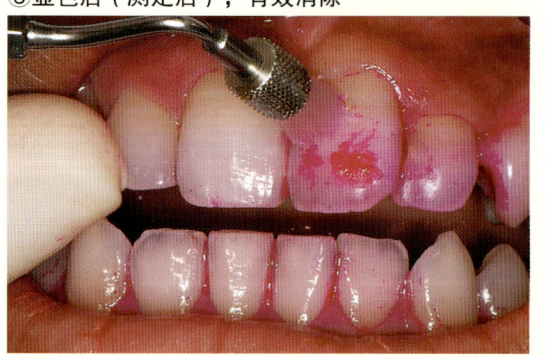

染出红色的牙菌斑在口腔内残留，对于患者来说可能心理很难接受。必须认真去除染色液。但是这出乎意料地难。用牙刷或者PMTC很好去除，用装在低速手机上的抛光刷也能非常快地清除。

②**什么方法是错误的？**……测定方法不同会导致测定结果不同

例题　测定一下这个牙面的牙菌斑附着情况！

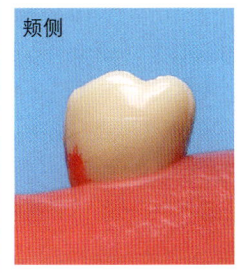
颊侧

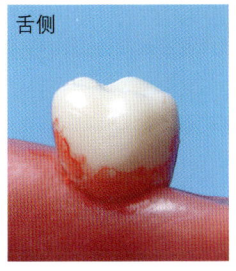
舌侧

如果测定这个模型牙上附着的牙菌斑（红色），那么以下3种测定方法里，可能会有错误的是哪一个？

方法Q1　4点计数及4点计入测定法

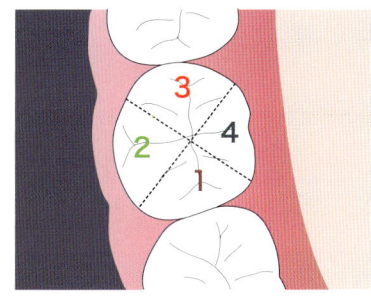
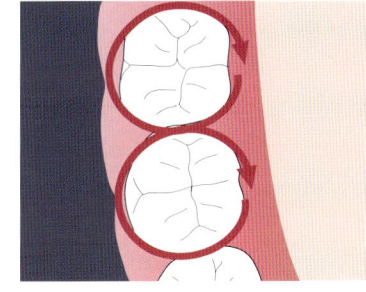

★ 一颗颗牙统计

★ 首先远中颊舌侧哪里有＋读取，同样计数颊侧中央

★ 然后近中颊舌侧哪里有＋读取，最后计数舌侧中央

方法Q2　6点计数及6点计入测定法

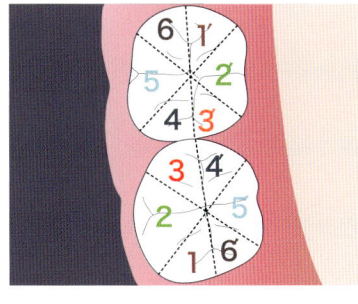
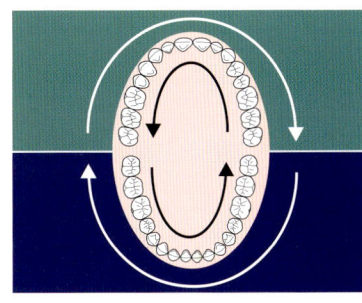

★ 颊侧和舌侧分开计数

★ 颊侧的远中、中央、近中分别计数

★ 颊侧计数结束后，舌侧的近中、中央、远中分别计数

★ 近中面、远中面的颊舌侧哪里有＋读取

方法Q3　颊侧3点及舌侧1点测定法

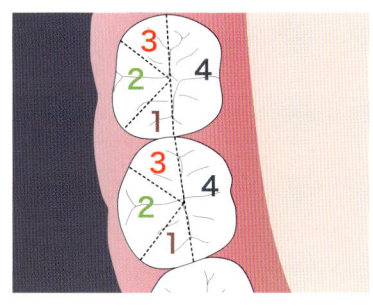
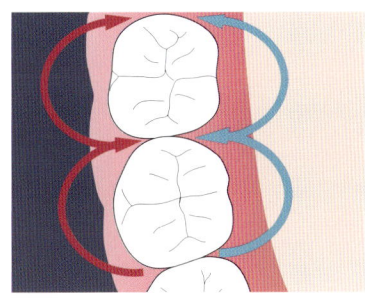

★ 颊侧和舌侧分开计数

★ 紧将颊面分三部：远中、中央、近中分开计数

★ 颊侧计数结束后，舌侧不分近中、中央、远中哪里有＋读取

答案　只有方法3的测定结果产生误差

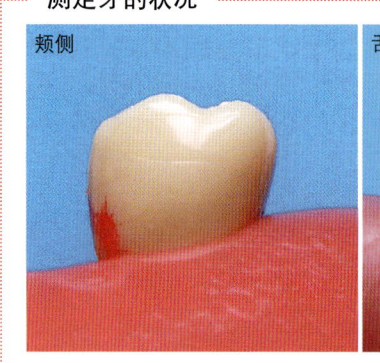
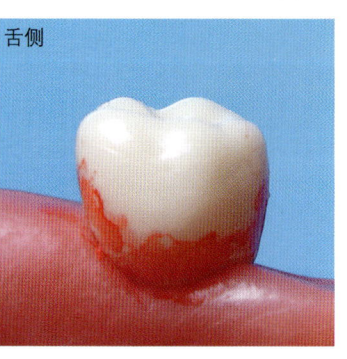

测定牙的状况　颊侧　舌侧

方法1 测定结果

方法2 测定结果

方法3 测定结果

只有方法3的测定结果和其他结果不同。
方法3虽然因为能够测定颊侧中心，貌似可以简便应用，但是数值相比实际低很多，作为测定法是不合适的。

也就是说

在临床现场测定牙菌斑附着状况应使用方法1和方法2

方法1
4点计数及4点计入测定法

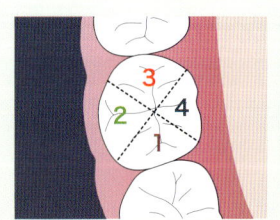
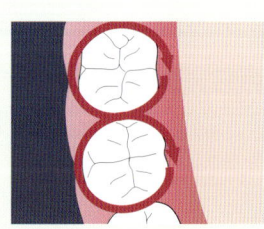

方法2
6点计数及6点计入测定法

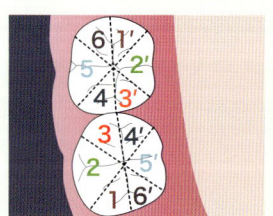
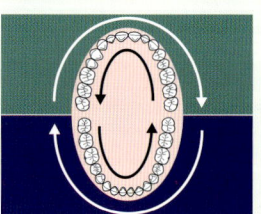

牙周袋深度的测定～牙周探诊～

牙周袋测定首先要学的是"能够正确地测量牙周袋深度"。虽然看上去很简单，尝试测量却意外地难。所以需要注意的点从以下开始讲解。

为了测定牙周袋深度所需最重要的基础知识

首先我们必须知道，作为大指标的牙周探诊深度并不是止于牙周袋底。这个位置会因为测定时的口腔状态出现误差。根据组织的探诊状态，测定时给出大致感觉是很重要的。

● 了解一下牙周探诊深度与牙周袋深度的区别

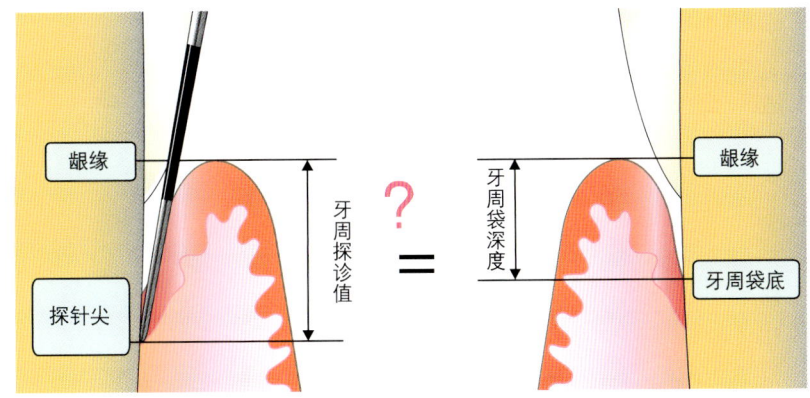

● 探针在哪探入？往哪探入？

健康牙龈的情况
通常，健康的牙周组织探针止于上皮附着。

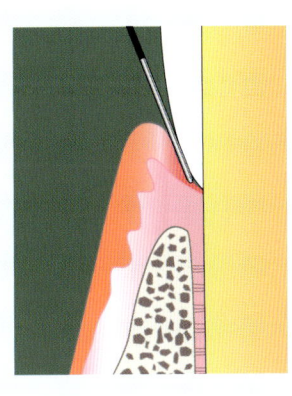

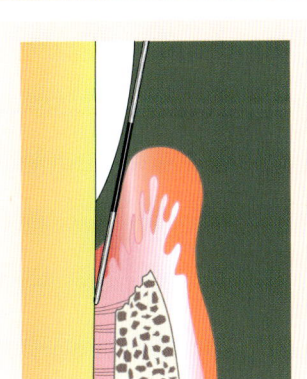

牙周炎的情况
患有牙周炎时，伴随发红、肿胀的炎症症状，牙龈非常松软。探针容易突破上皮附着，到达结合组织附着。

探针持法

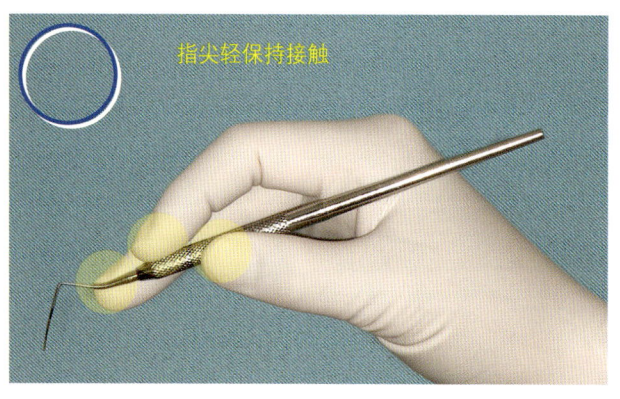
指尖轻保持接触

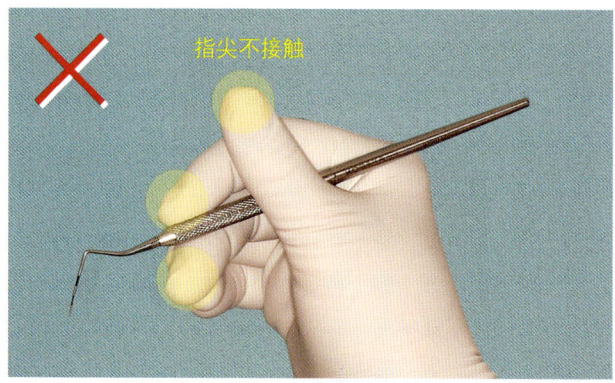
指尖不接触

探诊基本上是用改良执笔式。然而，因为要在不同部位自由地插入，以及为了确认牙周组织的性状及形态之间的感觉很重要，所以要保持指尖轻轻地接触探针。

探针的握持力

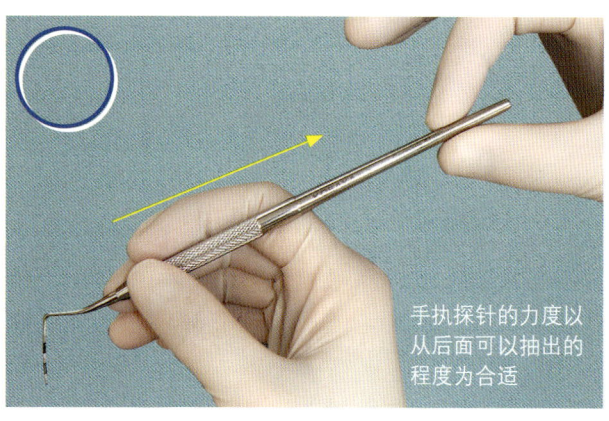
手执探针的力度以从后面可以抽出的程度为合适

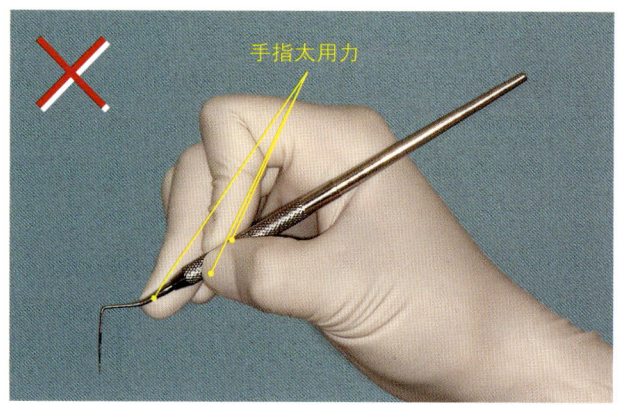
手指太用力

手执探针的力度没必要很用力。我们提倡"用从后面可以抽出的力度持针"。

探诊力度

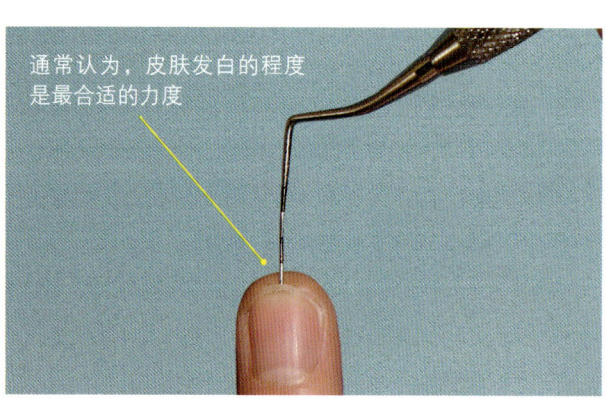
通常认为，皮肤发白的程度是最合适的力度

一般来说，探诊力度为20～25g。用数值去表现力度实际上是很难的。通常认为是从指甲缝探入皮肤发白的程度。

牙周探诊时的体位

牙周探诊因为不是需要施压的检查，患者采取高椅位，便于读取数值。

其次，术者的位置在9点到12点之间，根据测定位置一点点调整移动，进行测定。

● 牙周探诊时的体位

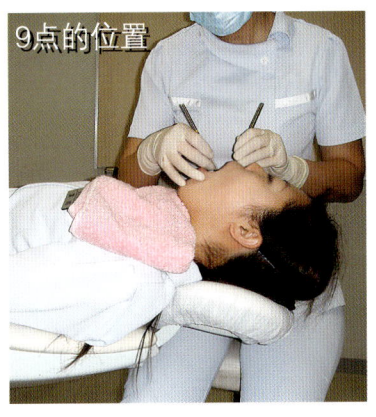
9点的位置

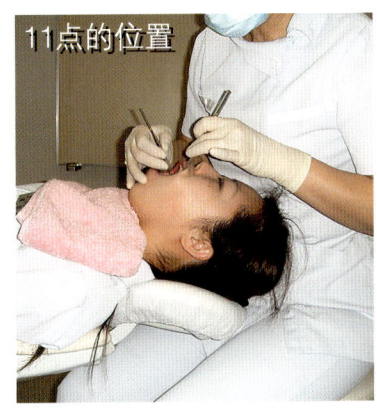
11点的位置

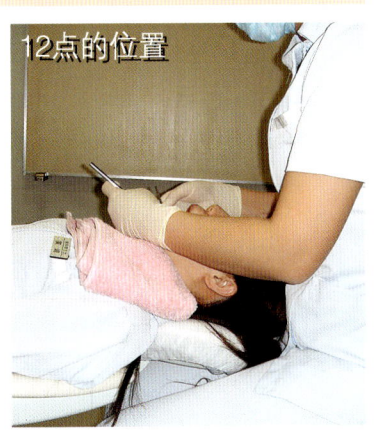
12点的位置

牙周探诊时的头位

牙周探诊测定力度为20～25g，轻柔接触，探针轻轻握持。有向牙周袋内插入时不安定的倾向。头位要保证口外操作时动作轻柔，并保持稳定和探诊方便。

● 牙周探诊头位示例

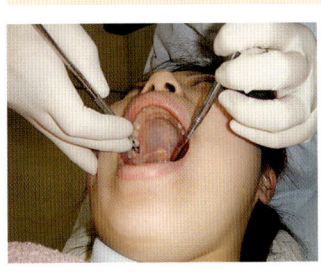
上颌右侧舌面测定时

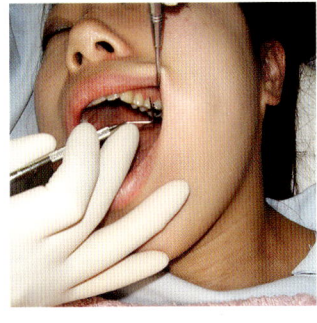
上颌左侧颊面测定时

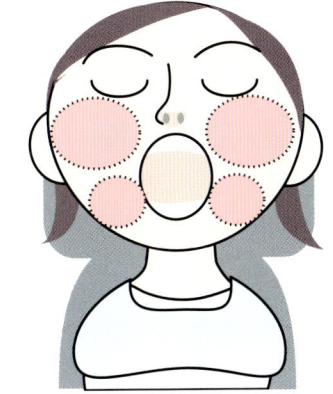

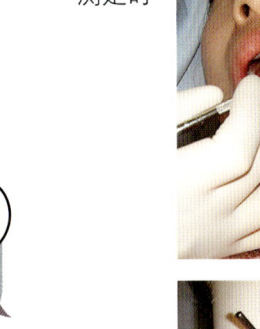
下颌右侧舌面测定时

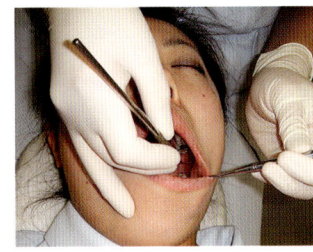
下颌左侧颊面测定时

牙周袋深度测定法

① 在什么位置测定呢？1点法、4点法、6点法

牙周袋深度测定方法（牙周探针）有1点法、4点法和6点法。在临床上基础检查用1点法，精确检查用6点法。如果行牙周治疗，须使用4点法或者6点法。

● 牙周袋测定位置

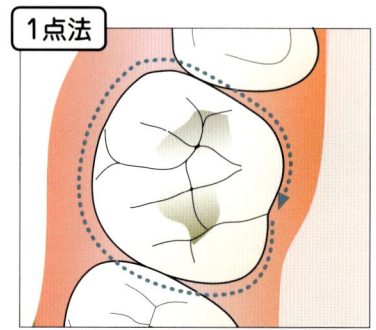

1点法

1点法是指测量牙齿一周取最深的深度。

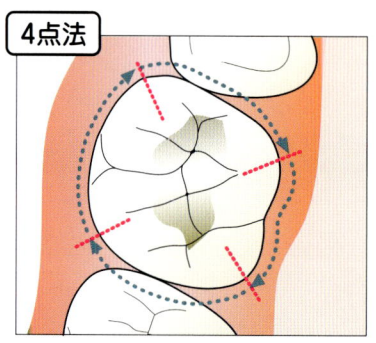

4点法

4点法是指将牙齿分为颊面、舌面、近中面和远中面4个面，取4个面中各面最深的深度。

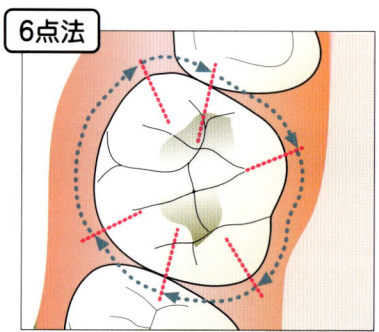

6点法

6点法是指首先同4点法分为颊面、舌面、近中面、远中面4个面，进而将近远中分颊、舌两部分，取各面最深的深度。

小贴士之④ 需要留心的分界线

无论4点法还是6点法虽然都在转角划分，但其实牙齿是没有这个分界线的。

如下图模型照片所示，在脑海里要有沿牙冠转角高点画一条线的想象，并将这条线向牙颈部延伸就形成了分界线。

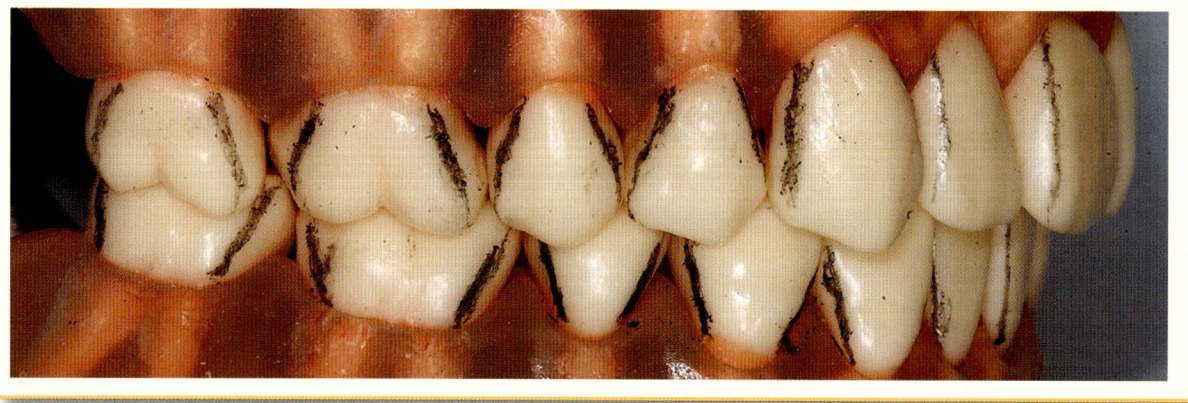

② 探针的插入

颊面、舌面的测定

探针与牙体长轴平行插入，探针尖端不能离开牙面。

舌侧数值读取困难的部位，熟练使用口镜读取。

● 向颊面、舌面插入

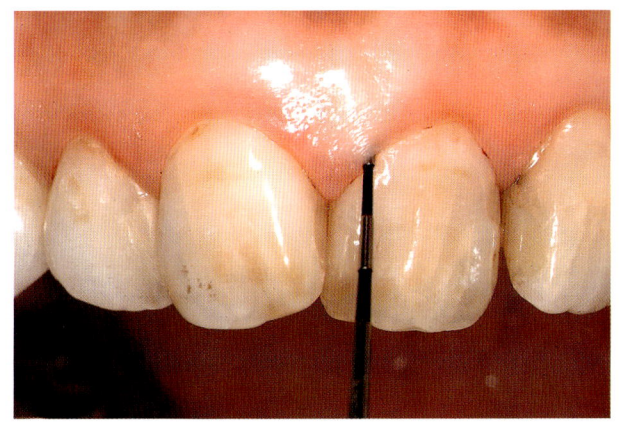

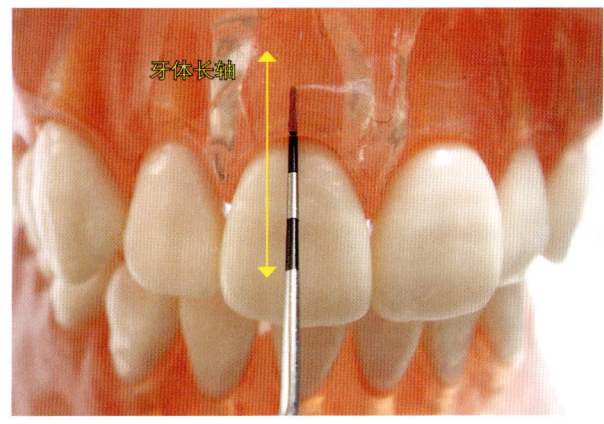

一般与牙体长轴平行插入。

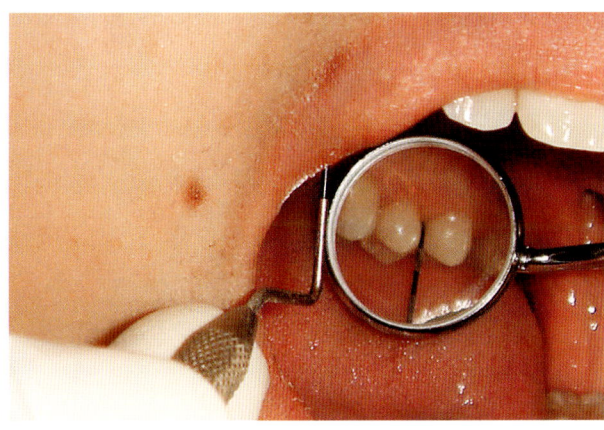

舌侧不容易看见的位置使用口镜反射。

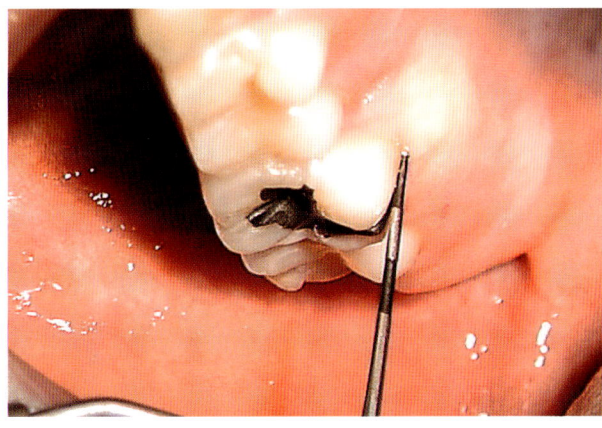

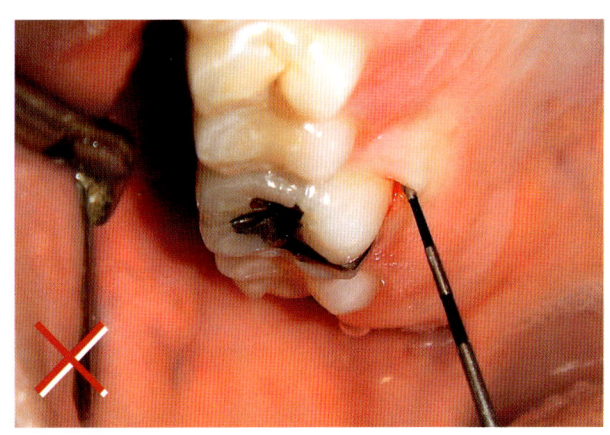

牙冠膨隆较大的情况，要留心探针一定要紧贴牙面。

邻接区下方的测定

邻接区下方是测定非常困难且容易产生误差的地方。舌侧远中等口腔狭小的地方探针难以插入，并有牙齿的影子，刻度读取困难。

这要十分注意，要结合X线片，注意不要有遗漏。

● 向邻接区下方的插入

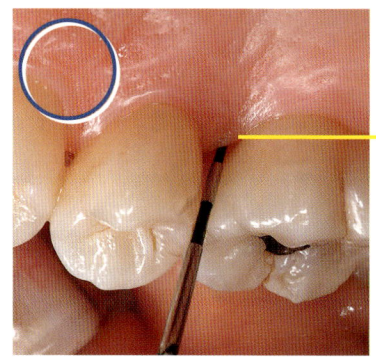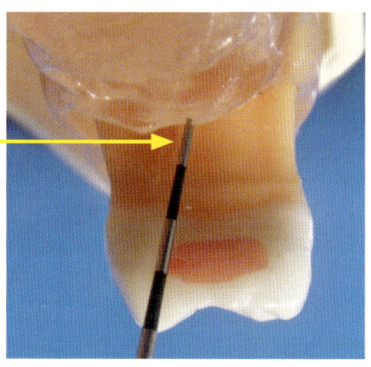

正确的邻接区下方的测定方法。大体先确认邻接部分宽度的一半，从两侧向邻接区中央斜向插入。

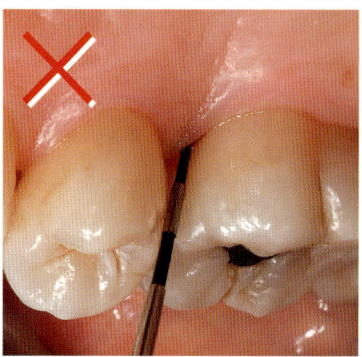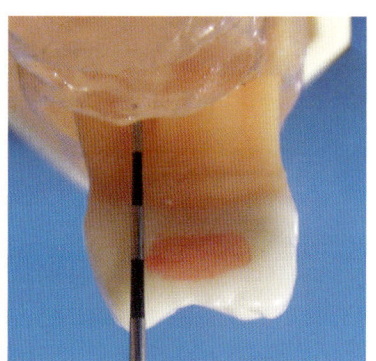

邻接区下方，无法与牙体长轴平行插入。如果沿着接触区与牙体长轴平行插入，会有测不到的地方。

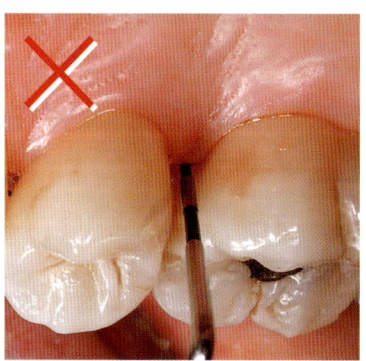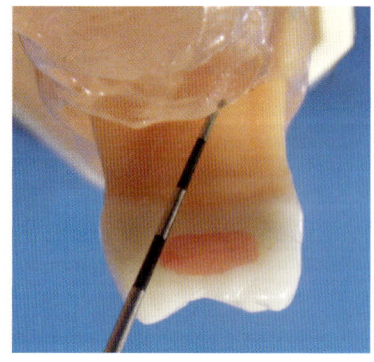

如没有基准就斜向插入，测量出来的数值会有偏差，且不能正确找到问题点。

③探针的数值读取

探针的刻度是以毫米（mm）为单位进行读取的。但是临床上偶尔有分不清的情况。

分不清时为了不遗漏，用最深的数值来计算。

● 探针的数值读取方法

刚好6mm

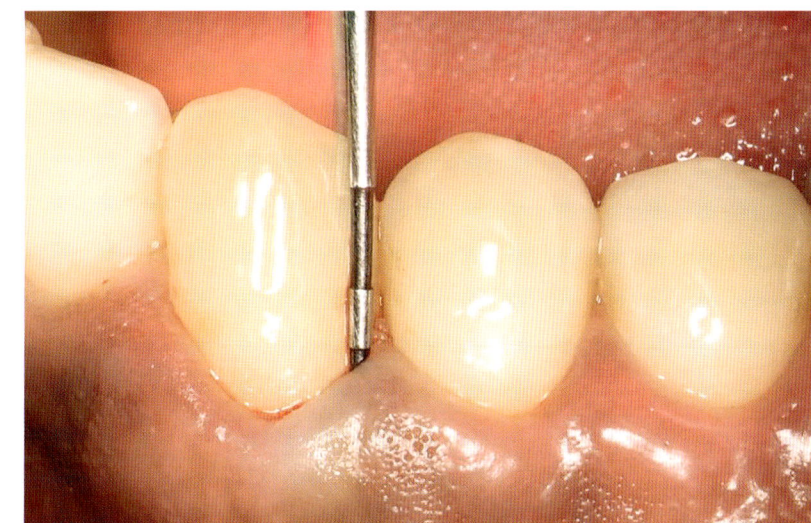

记为7mm

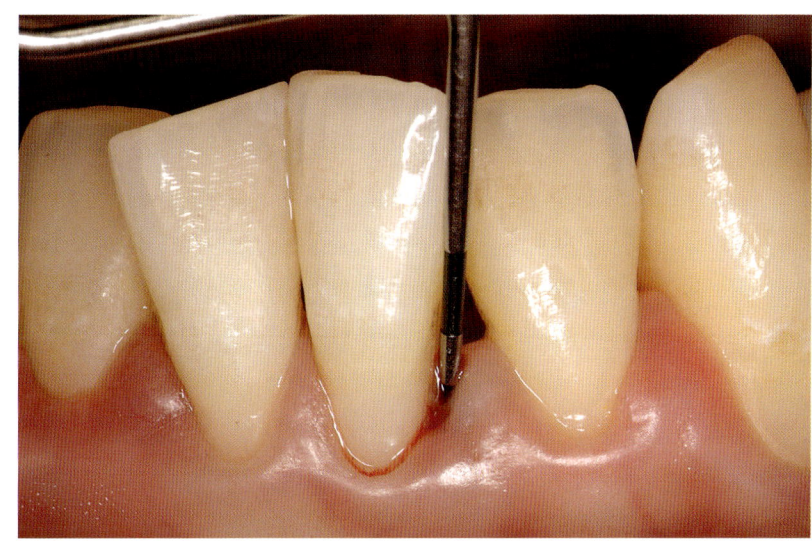

记为4mm

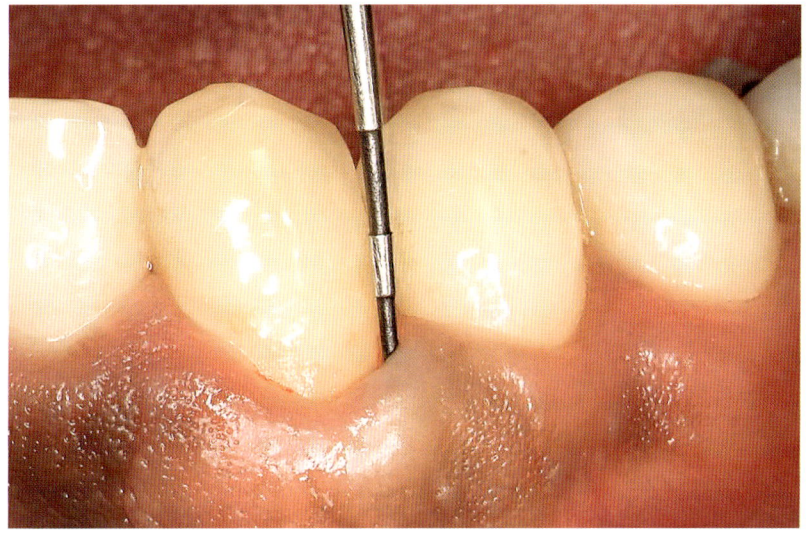

注意术者间的误差

牙周探诊的数值，同一个部位同一天测定，不同的术者也会有数值偏差。即使在有统一训练，比如持针方式或压力等基础事项的医院，为了防止术者间产生误差，也要多加练习。完全消除误差是很难的，所以在记录表里需要记录当天术者的姓名。

● 需要注意术者间的误差

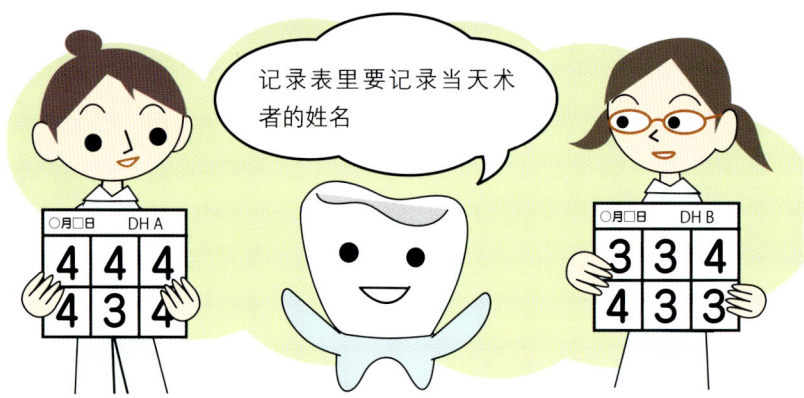

注意术者自身误差

牙周探诊的数值，即使同一个术者测量也会出现不同结果。术者的意识、身体、压力、体位、插入方向等都会产生影响。

与初诊时相比，复诊时或者维护时的测定，加上术者希望出现好结果的心理特点，数值会测得比较浅。

● 术者自身误差也要注意

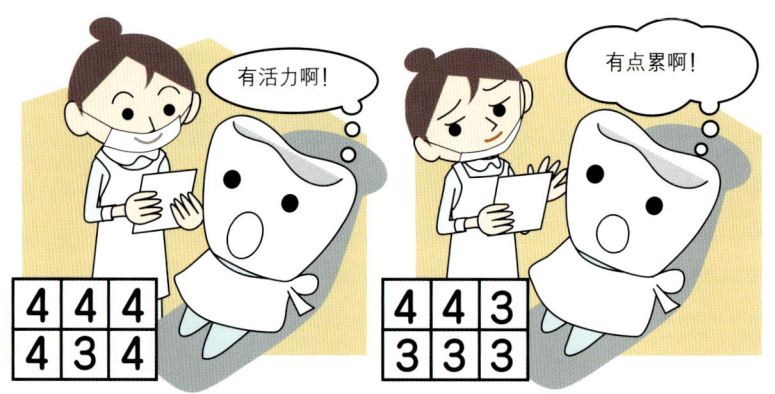

小贴士之⑤ 器械不同导致测量结果误差

牙周探诊也会因为器械不同而产生误差。

每种探针的粗细轻重、刻度的标记都不相同。粗重的探针测定的数值与细轻的探针测定的数值间容易产生数值误差。

所以说，测定用的探针，医院要统一规格，尽可能同一位患者初诊时记录表格所使用的器械，在之后的测定时也选择使用相同器械进行测定，防止出现误差。

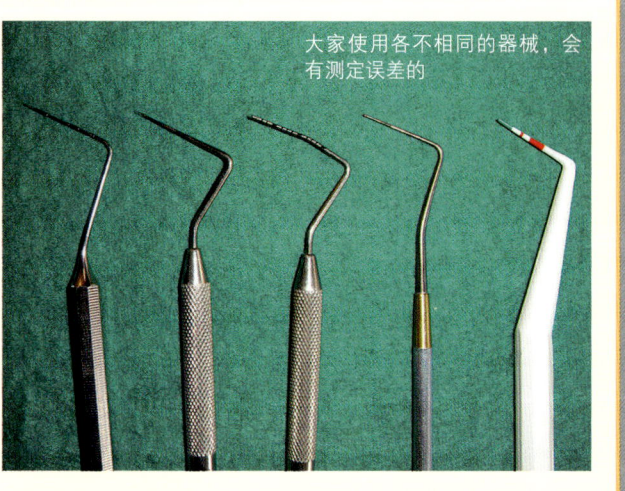

大家使用各不相同的器械，会有测定误差的

④牙周袋内探针的移动方式~提拉式牙周探诊~

牙周探诊时，掌握眼睛看不到的地方的状况是检查的重点。参考X线片的信息进行牙周探诊，术者会全方位地掌握情况。

但是，X线片不能全部照到。因此探针的尖端完全地像走步一样移动探查牙周袋底，运用提拉式牙周探诊技术，去获得正确的牙周状况。

● 仅仅依靠X线片不能把握牙周袋底状况吗？

在测量牙周袋时，X线片不可或缺。但是比如这张X线片，伴有复杂骨吸收牙周病的情况，仅靠X线片掌握牙周袋底的状态实际上是很困难的。牙周探诊去掌握实际状况是有必要的。

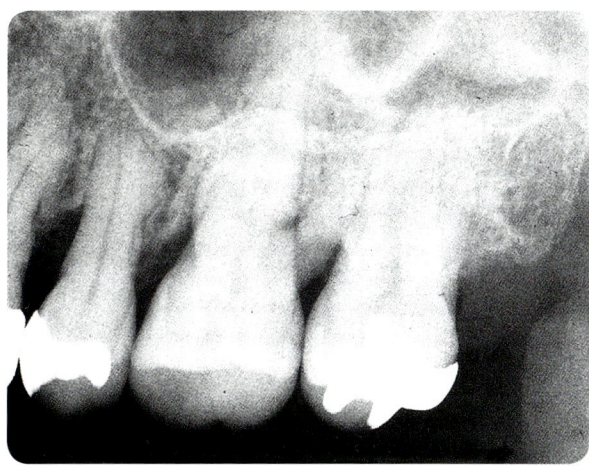

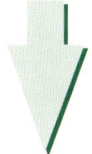 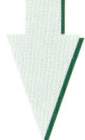 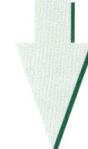

这个时候使用的牙周探诊技术就是提拉式牙周探诊技术

● 提拉式牙周探诊的方法

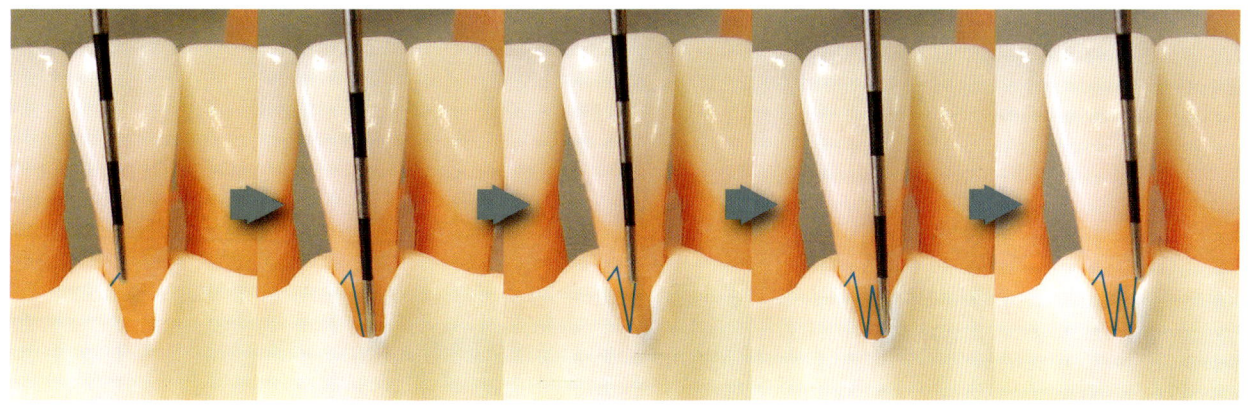

探针尖端紧贴牙齿表面，从牙周袋底，边移动边以尖端1~2mm的幅度上下运动。

⑤ 轻松测定难以测定部位的技术

颊侧的准确测定技术

因为患者颊侧厚且力量较强，所以要准确地控制便于测定。

颊侧测定时，稍稍闭嘴，使颊黏膜伸展，器械便于插入，且视野开阔便于读取数值，测定容易。

● 颊侧测定时，患者稍稍闭嘴

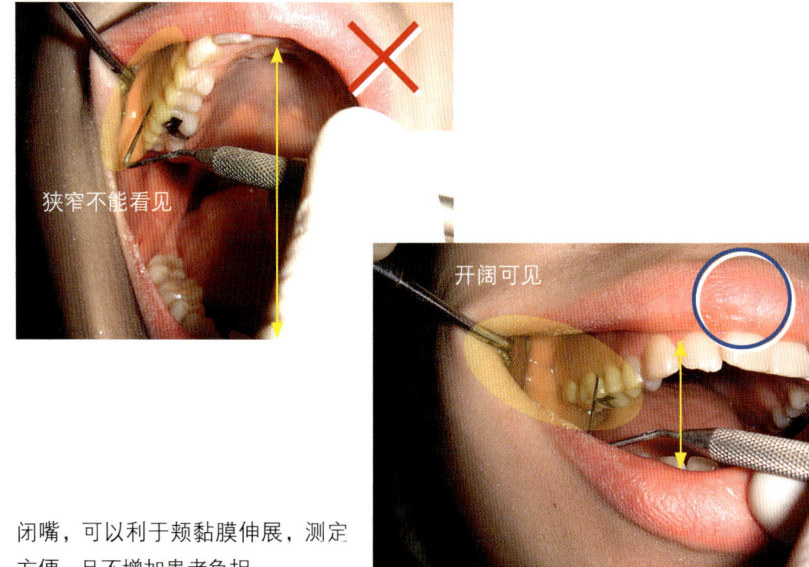

闭嘴，可以利于颊黏膜伸展，测定方便，且不增加患者负担

上颌最后磨牙远中的测定技术

上颌最后磨牙的远中是特别难测定的部位。探针难以插入，数值又必须要读取，非常不容易。这个部位也与上颌测定一样，需要患者稍稍闭嘴，使用口镜读取数值。

● 虽然使用口镜测定上颌最后磨牙，也需微微闭嘴

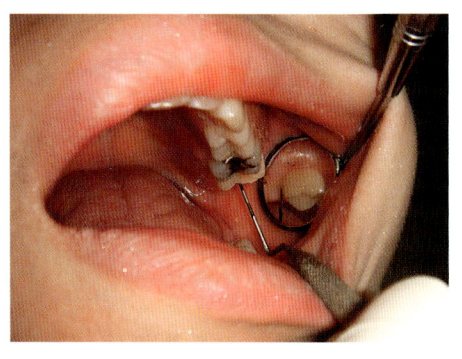

闭嘴后，利于颊黏膜伸展，可以确保口镜伸入的空间。

下颌舌侧的测定技术

下颌舌侧按照测定的顺序一般都是放在最后，一直张嘴的患者会积累唾液。

持续这样，不仅仅因为唾液造成读取数值困难，患者也会感到不适。

将积累的唾液吸唾后再测定。

● 舌侧测定时，需要稍稍闭嘴

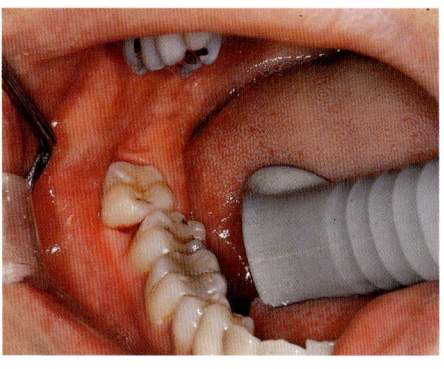

牙周探诊时，认真确认患者口内唾液积存情况，进行适当的吸唾。

小贴士之⑥ 通往完美牙周袋深度测定之路

牙周探诊不仅仅是运用技术很熟练地测定完就可以的操作。患者角度是长时间地张嘴，根据部位一下下感受到不适与疼痛的操作。

下列记述的项目是完美测定牙周袋深度中不可或缺的操作。新手护士因为会集中在测定上，所以需要牢牢记住，必须实行。

①向患者仔细说明测定的意思

即使是牙周治疗必要检查项目，患者也不怎么明白它的意思。为了能安心地面对治疗，检查前将目的和数据的意思告诉患者很重要。此外与记录者配对进行测量的时候，如事先向患者说明，仍旧可以让患者一听到数值，就能知道哪里好、哪里不好。

举例说明：现在开始的检查，是一颗一颗检查牙龈炎症进展到哪里的检查。不是整体牙周病进展，而是进展状态下每颗牙齿的不同。加上前一次拍摄的X线片提供的信息，可以掌握口腔内状态的重要检查。

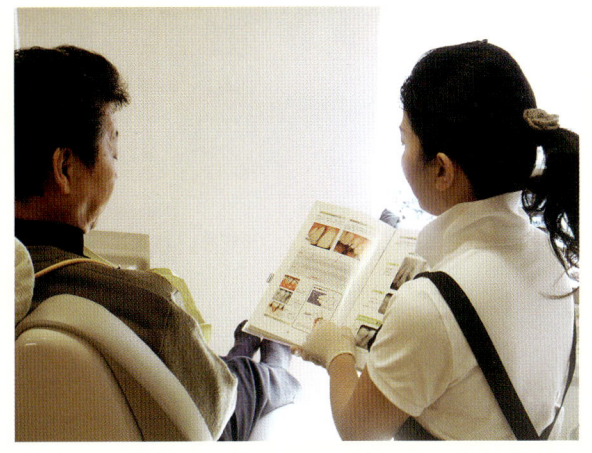

②必须一边看X线片一边进行

牙周病即使在同一口腔，根据牙位，甚至同一颗牙不同牙面进展程度各不相同，有部位特异性。所以，牙周病的检查相对全口进展的检查，有必要一个牙面一个牙面一点点去检查。

在不能预测进展到哪种状态下的牙周探诊，除了复杂的根面形态、牙周袋状态，不能正确插入或者抵到牙石，都容易造成遗漏。因此，在测定牙周袋深度时，根据X线片确认骨头状态、牙根形态、牙石沉积状态等，在脑海中保有印象后再进行，遗漏就会少了。

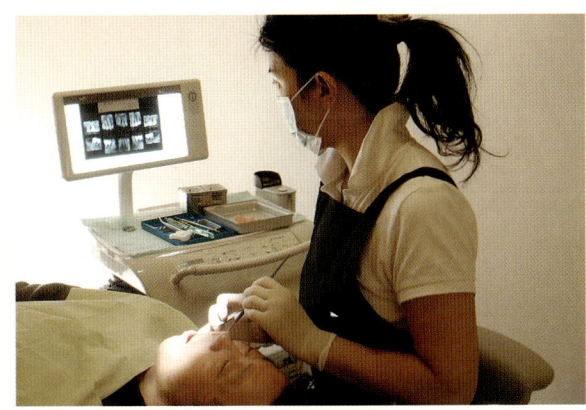

仅行口腔视诊，不能看见有没有深度骨吸收。从数码X线片能够掌握有没有骨吸收的状况。如从X线片预测的状况与牙周探诊的情况相差甚远，试着再次留意并深部探诊。

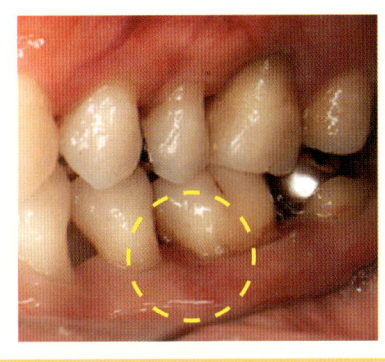
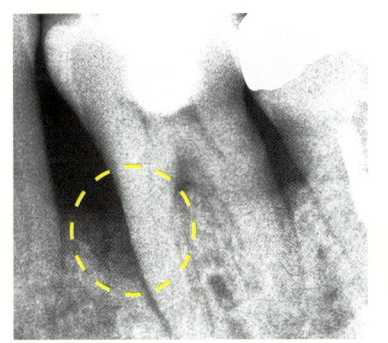

根分叉病变状态的确认

根分叉病变,不能从龈缘显露的病例较多,测定牙周袋的同时确认很重要。

根尖的形态在脑海中牢记,才能理解从什么地方开始探查根分叉病变。

● 根分叉病变状态的确认

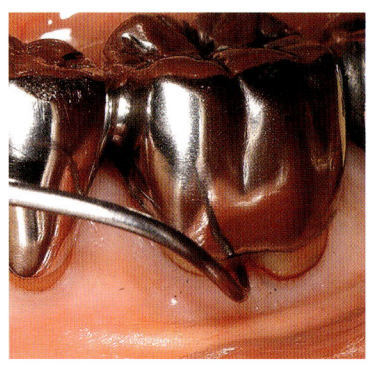

从此处测定根分叉病变。像这样暴露的病例较为罕见。

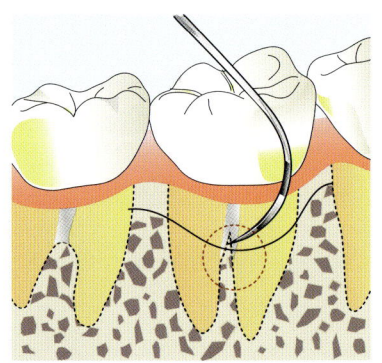

实际上在龈缘下隐藏的根分叉病变的情况较多。

● 根分叉病变的种类(Lindhe分类)

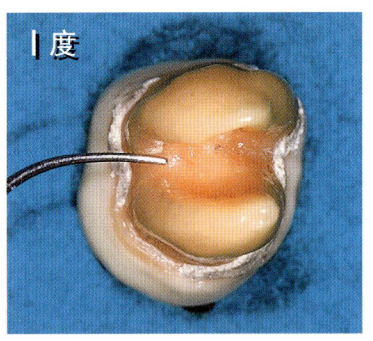

Ⅰ度

・水平探入不足1/3。

Ⅱ度

・水平探入超过1/3,但不能贯通。

Ⅲ度

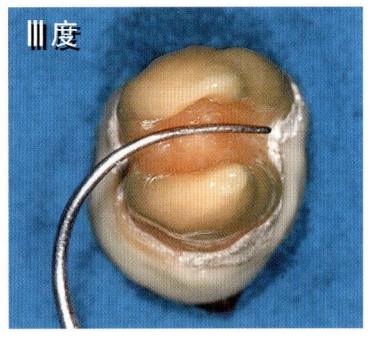

・完全颊舌相贯通。

测定专用器械

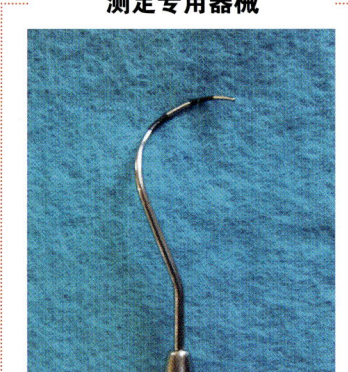

根分叉病变专用的探针(定位探针)

第2章 新人必读！牙周组织检查要点——首先认真做好这些要点

① 根分叉病变的测定方法~下颌~

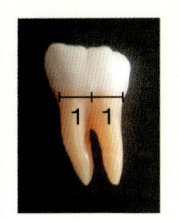
多数根分叉位置在牙冠的中央

● 下颌根分叉病变的测定图像

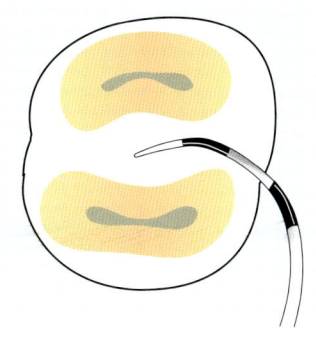
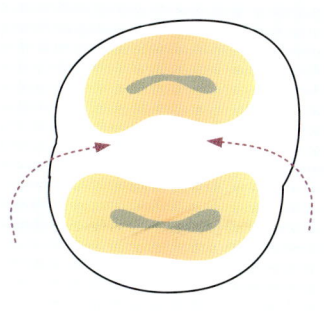

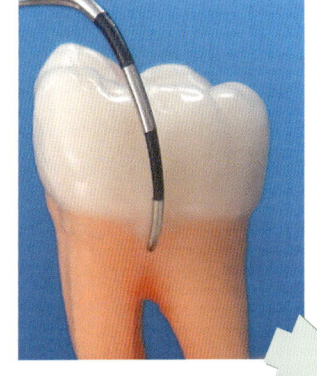

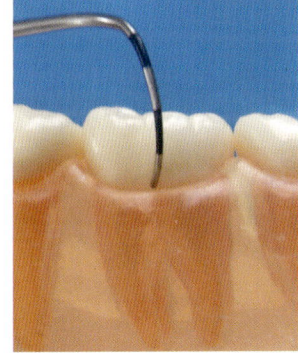
① 探针尖端沿牙面缓慢插入。

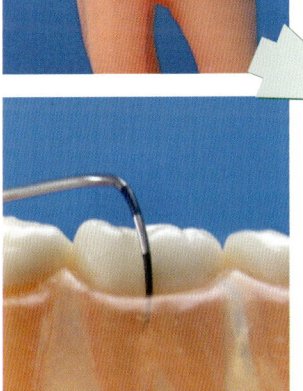
② 不要给探针加压，轻柔向下到达根分叉处。

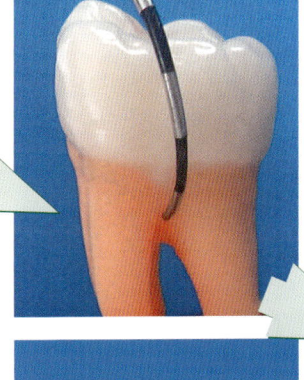
③ 感觉到了根分叉，指端稍稍转动探针。

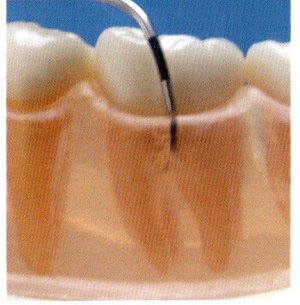

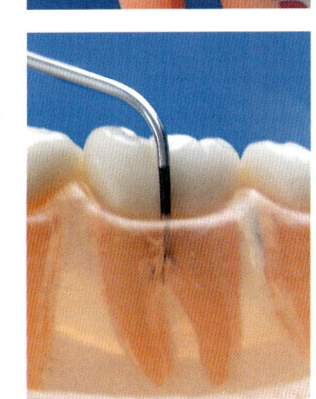
④ 直到探针尖端受阻，读取探针上标记的刻度。

②根分叉病变的测定方法~上颌~

虽然上颌第一磨牙因为颊舌侧从近中面容易插入，但是在临床根据牙齿的位置也有从较难的远中面插入的情况。

● 上颌根分叉病变的舌侧近中面测定图像

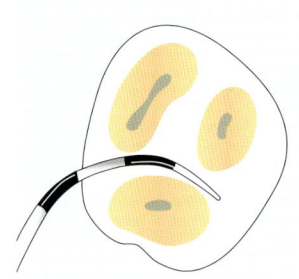
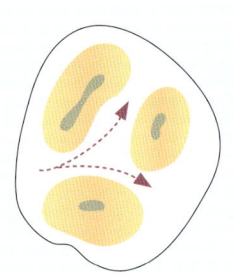

舌侧近中面插入示例

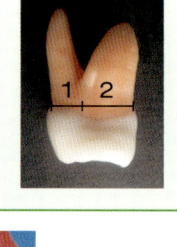

近中的根分叉位置，相对牙根宽度，大约是在腭侧开始1/3的位置。

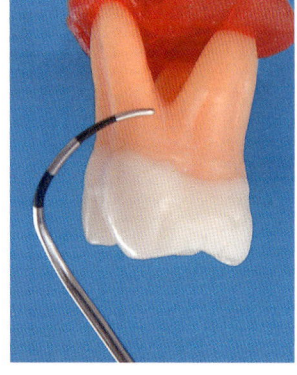

①近远中向的插入，一般从舌侧开始。

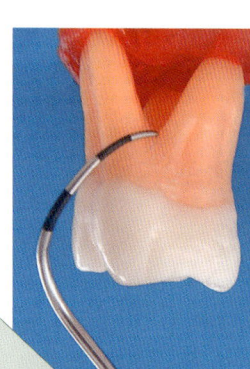
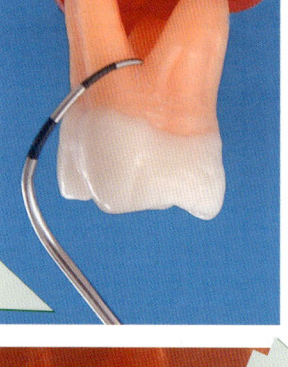

②相对邻接面斜向插入探针。

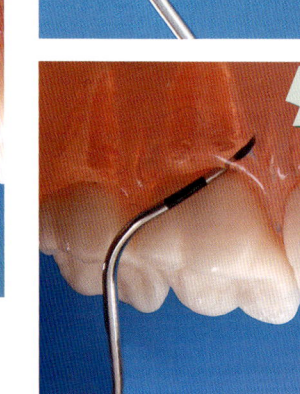
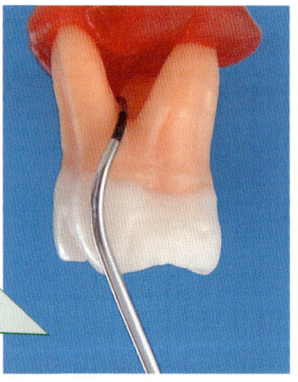

③感觉到根分叉，拇指和食指根据牙齿形态，控制探针探查微妙的方向差异。

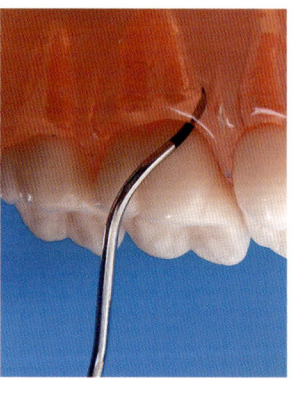

④有根形态的印象后，转动探针尖端至尖端受阻的位置测定数值。

第2章 新人必读！牙周组织检查要点——首先认真做好这些要点

● 上颌根分叉病变的颊侧测定图像

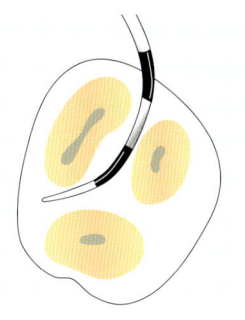 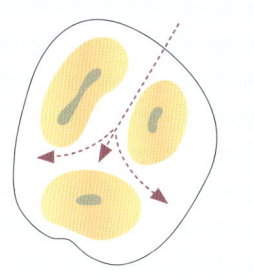

从颊侧插入，按下颌的顺序进行测定。但是像下颌那样从颊侧探入的定位探针时，探针会很顺滑地插入（已经贯通了的状态），但从颊侧无法贯通到舌侧。原因是在舌侧有一个很大的牙根。

从颊侧插入示例

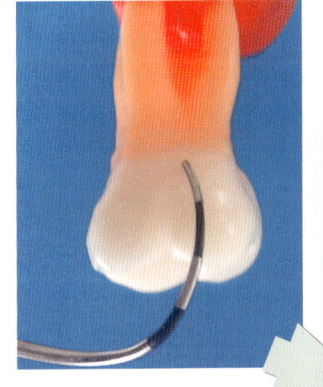

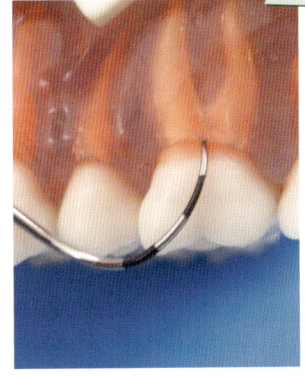

①探针尖端沿着牙面缓缓插入。

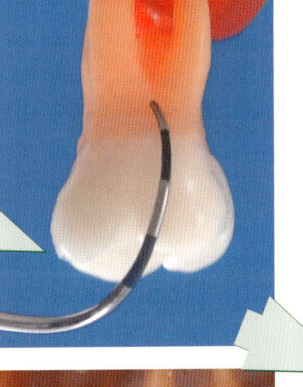

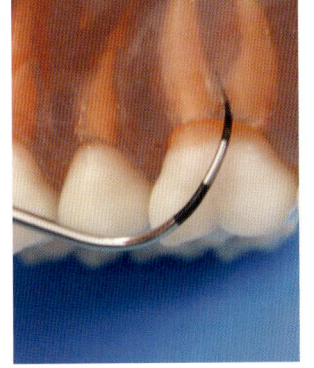

②不要给予探针压力，轻柔地向上到达根分叉部位。

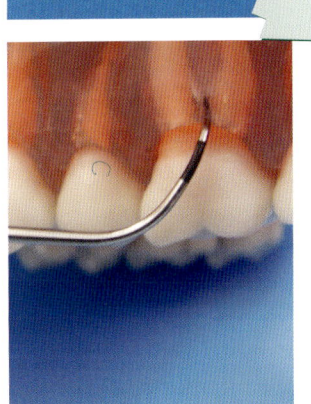

③感觉到了根分叉后，将手中的探针稍微旋转。

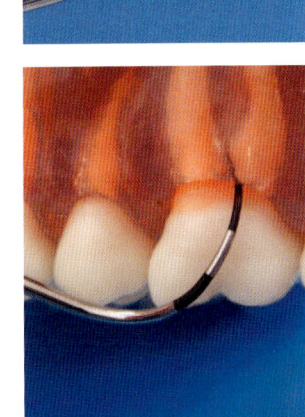

④直到探针尖端受阻，观测探针上的刻度，测定数值。

牙周探诊时出血的确认~BOP指数计量~

在检查牙周袋深度过程中，插入探针的牙周袋会伴有出血现象。这种出血现象叫作牙周探诊出血（Blood on Probing，BOP）。BOP标志着在牙周袋中有炎症。

在炎症的早期，或者在后期维护的过程中，也可能发现，需要留意一下。

确认BOP是预测炎症有无或者是否复发的重要检查。

BOP的测定方法

① 出血的方式

探针插入后立即出血的情况需要统计，数秒后出血也需要统计。

● BOP有两种表现

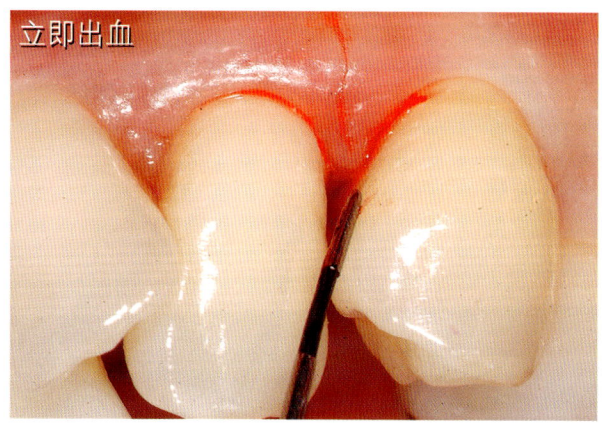
立即出血

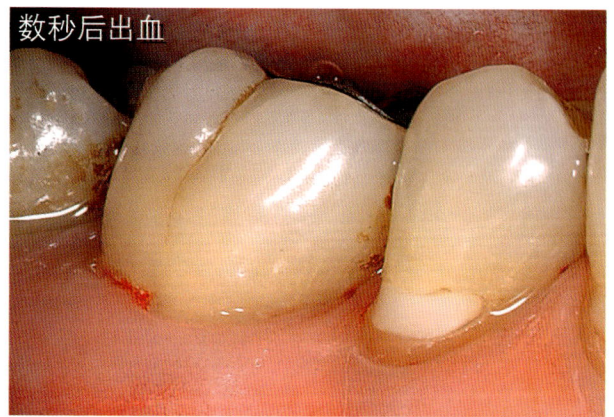
数秒后出血

②初诊时进行BOP确认

虽然在临床想尽量正确地进行出血统计，比如初诊时炎症波及整体的时候，大多数是从一个点的出血流向周围，一面一面统计会很困难。

初诊时，炎症尚未控制，均统计为出血多。虽然缺少一些准确性，但从不遗漏病症的角度出发，不算是问题。

● 初诊时大量出血，从哪里出血不知道

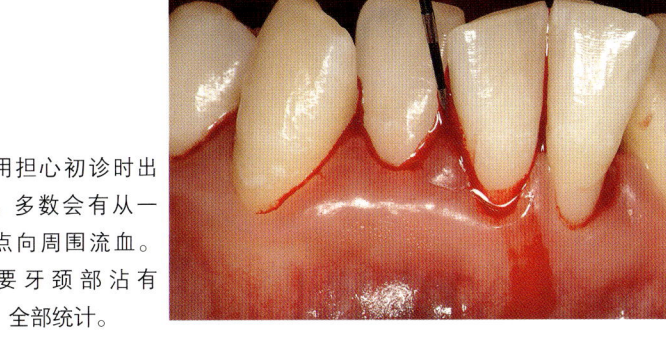

不用担心初诊时出血，多数会有从一个点向周围流血。只要牙颈部沾有血，全部统计。

③复诊时进行BOP确认

虽然仅有少量出血，但是必须统计哪个部位有出血。如果因为少量却不记录，就失去了对该部位跟踪的契机。

跟量没有关系，以不遗漏为准。

● 复诊时，更加细致，对准确的特定部位进行测定

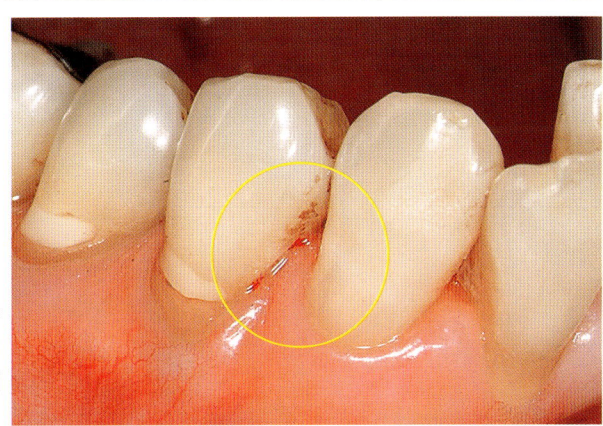

虽然出血量看起来较少，但是无论出血量多少都要做到只要出血就统计。

小贴士之⑦ 只要统一测定的方法，就能减少误差

在拥有多位口腔护士的口腔医院，测定结果会因为护士测定顺序的不同而不同。

如果在您的医院，牙周探诊或者BOP检查为两人一组（测定者和记录者），并在医院统一测定顺序，不仅能减少失误，通过两人配合，还能提高速度。

什么样的测定比较容易，各医院自己研讨决定。

两种测定方法。如果护士测定方式各有不同，组队测定时就会产生混乱。

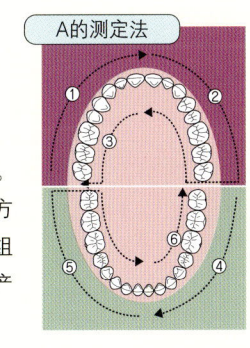
A的测定法

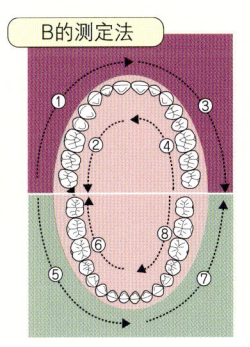
B的测定法

填写方法也要下点功夫，才能够提高易读性

不管什么时候，向患者展示资料都是大前提。但是如果牙周袋深度的测定或者确认出血的最终牙周组织检查表乱七八糟，患者就会很难理解。

稍微下点功夫，便于查看，能改善的地方一定要改善。

● 检查表也要下功夫，便于理解！

通常的调查表，乱七八糟！

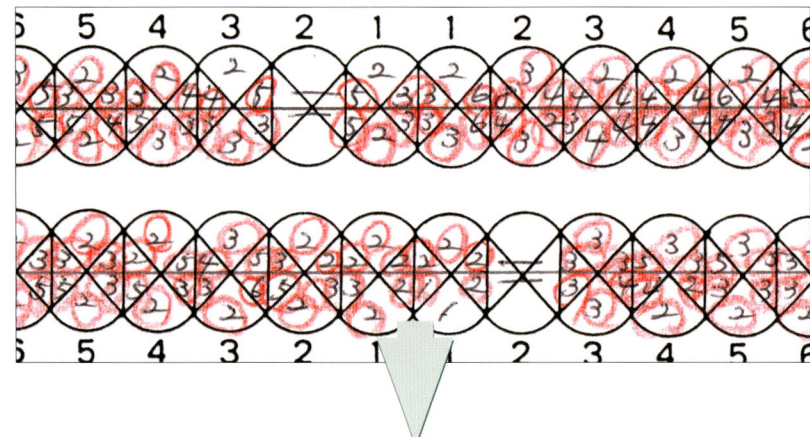

稍下功夫，像这样改善一下，就容易查看了

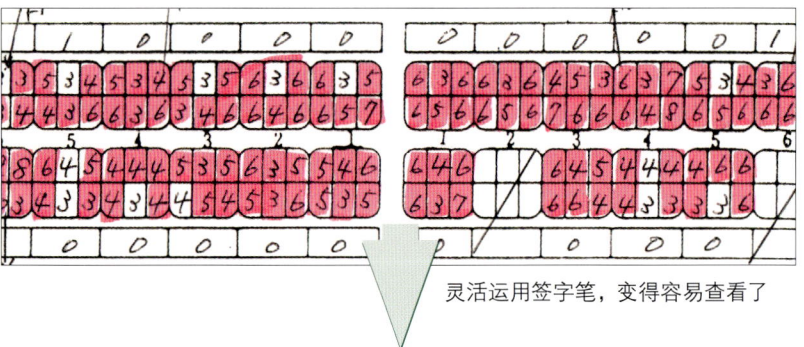

灵活运用签字笔，变得容易查看了

最近，资料数据管理，并向患者出具一份检查数据的口腔医院增加了。虽然各种各样的软件有若干差异性，但展示出的东西都是便于观看的设计。

对于患者来说，便于再一次确认接受过的说明，有积极的效果。要积极去运用。

用计算机将数据统一管理，会做出便于理解的资料

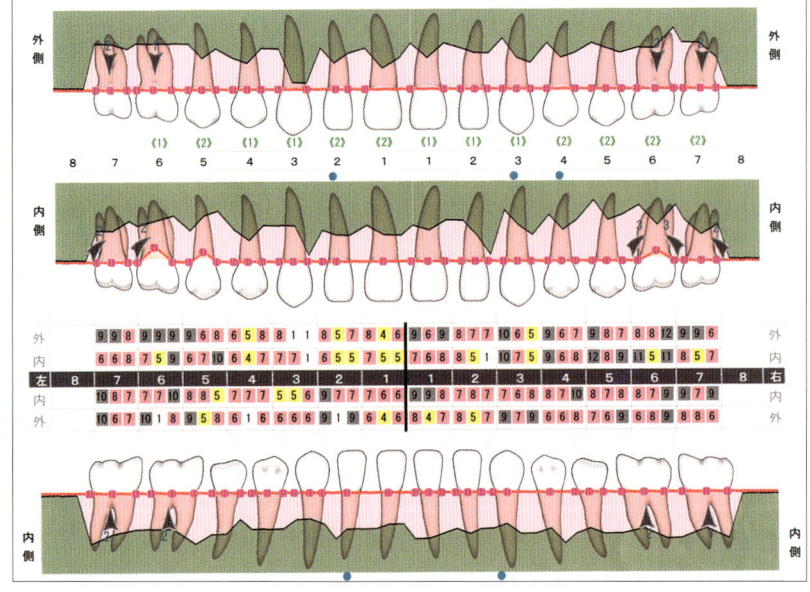

通过软件展示的例子

测定松动度

牙齿的松动度，是由于牙周组织减少或者炎症发生，以及持续性咬合创伤、牙根折裂等各种各样的因素引起的。是掌握牙周组织状态或牙齿状态的重要信息。

牙齿松动度通过牙周治疗控制感染或者通过咬合调整控制咬合力，有可能恢复。

松动度的测定方法

①怎样测定松动度呢？

松动度的测定，使用镊子，用250g力量来测定。

前牙用镊子夹住，后牙用镊子抵住牙咎面沟，观察牙齿颊舌向、近远中向、垂直向动度。

● 牙齿松动的3种形式

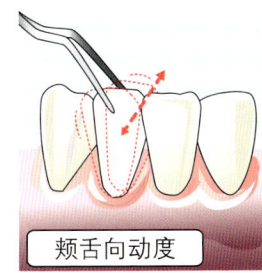
颊舌向动度

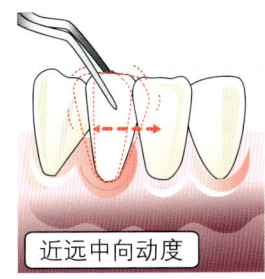
近远中向动度

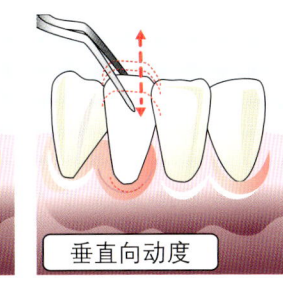
垂直向动度

● 松动度的测定方法

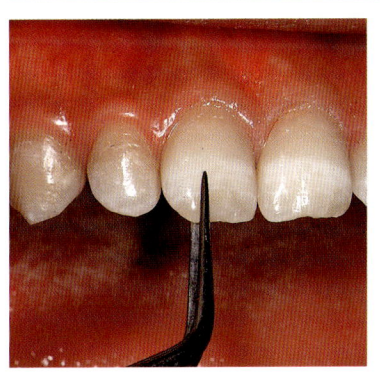

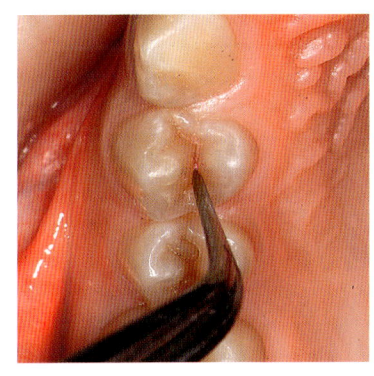

前牙用镊子夹住检查松动度。
后牙用镊子抵住牙咎面，按压式检查。

② 松动度的分类：Miller分类法

松动度用Miller分类进行评估和记录。

● 松动度分类

0度……生理性动度范围
1度……轻度松动
　　　水平向0.2~1mm牙冠动度
2度……中度松动
　　　水平向超过1mm牙冠动度
3度……重度松动
　　　在2度松动的基础上，伴有垂直向松动

最重要！咬合功能检查

松动度检查的最后，要确认咬合功能。

咬合功能的检查基本在上颌进行。用手指轻轻接触上颌全牙唇侧，嘱患者做上下（正中𬌗位）咬合，以及咬住并左右运动下颌，确认各牙所受到的力。受到过剩咬合力的牙，手指会感觉到那种摇动（特别强烈的牙齿，视诊也能确认摇动）。

在有牙齿受到过剩咬合力的时候，请口腔医生确认，并进行必要的调𬌗。

● 不能放过咬合功能异常

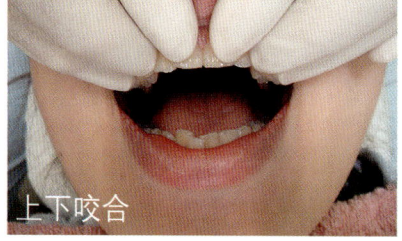
上下咬合

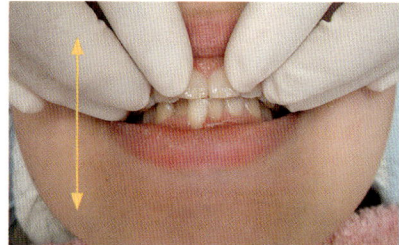

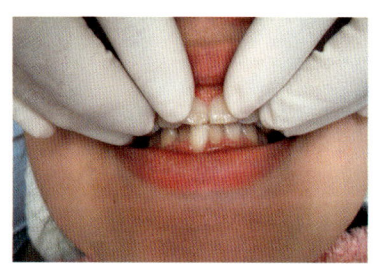
上下咬合，或者咬住并左右运动下颌，来确认咬合松动度。

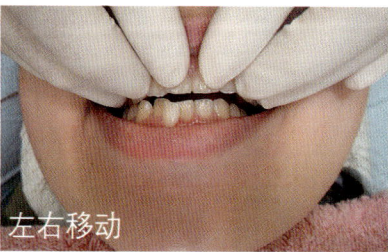
左右移动

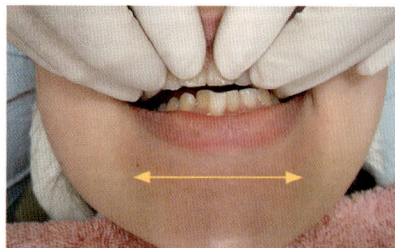

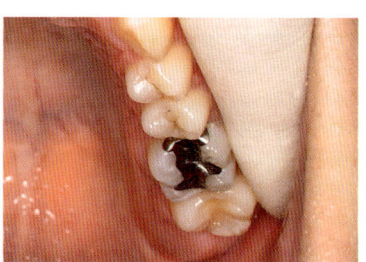
扣诊较难的磨牙，用食指滑入颊面确认。

小贴士之⑧ X线片表现出的"力"的异常

"力"的异常，与咬合功能检查一样通过X线片也能确认。在X线片上会显示牙周膜增宽。

如果是牙周病，牙周袋内探针可以插入，但是咬合力异常的情况，基本上探针不可插入。

但是，如果受到很大的力量，牙周膜非常松软的情况，牙周探针用力也可以插入，所以要注意别损伤有活力的牙周膜。

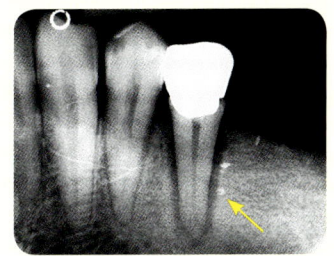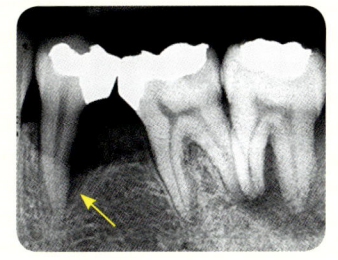

因为异常受力牙周膜增宽的影像（左）以及因为感染导致牙槽骨吸收的影像（右）。能发现二者间的区别吗？

第2章　要点

第2章是以能够正确收集并记录牙周组织检查结果为目标。掌握了第2章的各位，让我们进入下一阶段，并进一步提升吧。

（1）是否在牙菌斑吹干、探针及口镜等下功夫避免疏漏呢？

（2）邻接面牙菌斑，不是从颊侧的近远中而是从舌侧的近远中确认的吗？

（3）牙周袋深度能正确测定吗？

（4）邻接面的牙周袋的计量合适吗？

（5）能够发现根分叉病变吗？

（6）理解了松动度1度、2度、3度的区别了吗？

（7）确定没忘记咬合功能吗？

（8）表格能做到整洁清楚，可以向患者展示的程度了吗？

检查最重要的事情是

　　　　　①**正确性**
　　　　　②**怎么消除患者的不愉快情绪**
　　　　　③**速度**

3项。

3

第3章 进一步提高，高级口腔护士看这些，这样做

成手篇！

升级！牙菌斑附着情况的确认

避免牙菌斑检查遗漏

说到牙菌斑附着情况，需要注意这样的部位："这里是便于牙菌斑隐藏的部位，经常看不见。不能仔细确认。"这样部位的确认前辈是怎么做的呢？让我们学习这样的技术吧。

● 确认牙菌斑　三大难题攻略

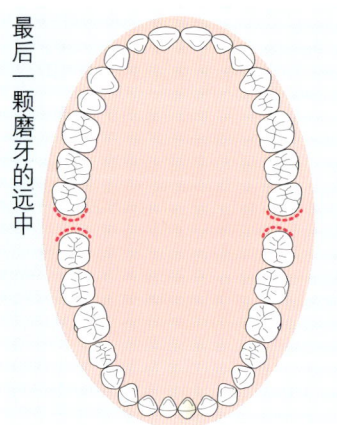

最后一颗磨牙的远中

最后一颗磨牙的远中虽然是牙菌斑易于残留的部位，但是因为术者难以发现，是容易遗漏牙菌斑附着的点。

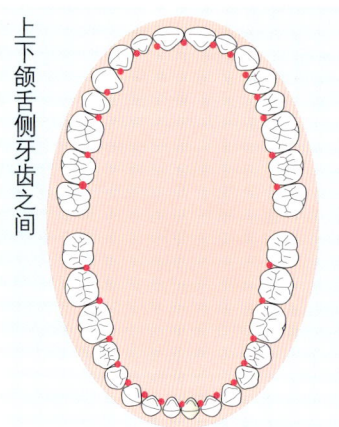

上下颌舌侧牙齿之间

上下颌舌侧牙齿之间，因为存有唾液，感觉能看见，实际很难看到，所以需要注意。

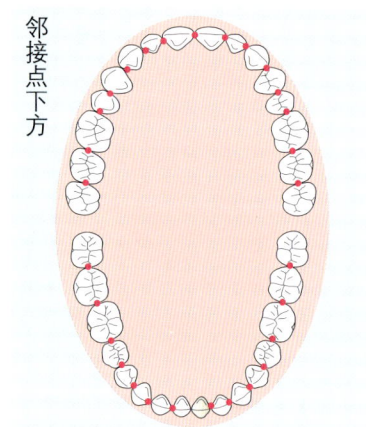

邻接点下下方

虽然邻接点下方几乎很难看见，但是这个部位牙菌斑非常容易残留。

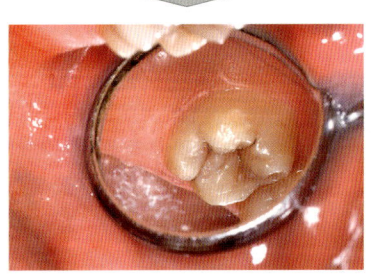

下功夫提升口镜操控技术找到牙菌斑。

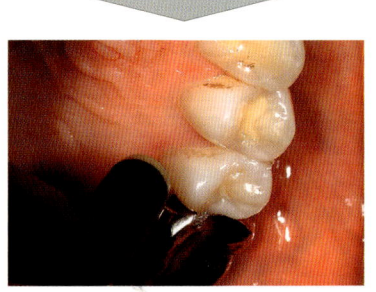

吸唾或者吹气，让牙齿干燥。

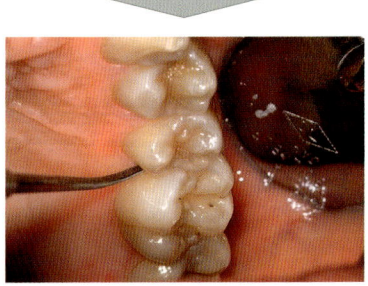

牙周探针插入接触区下方探查牙菌斑。

临床牙菌斑鉴别法

每天牙菌斑的附着（PCR）确实会影响牙龈炎症。但是我们实际看到的只是过程（每天生活）中的一点。不要只关注当天附着情况，从牙龈状态来判断患者家庭护理情况也很重要。了解患者的家庭护理状态的着眼点就一点，那就是牙龈出血。例如：虽然来院时彻底做过牙菌斑控制，但用探针等探诊牙龈缘还是会出血。这种情况可以认为，虽然来院时已经仔细清洁牙面，但是日常没有进行良好的牙菌斑维护。不仅是牙菌斑附着状况，牙龈状况也要认真观察。

● 日常进行家庭护理的患者

初诊时牙周检查可见于74%牙菌斑量相对应的牙龈炎症。龈上牙石去除后，降至18%。可见因刷牙得以改善牙龈，并预想到充分的家庭护理。

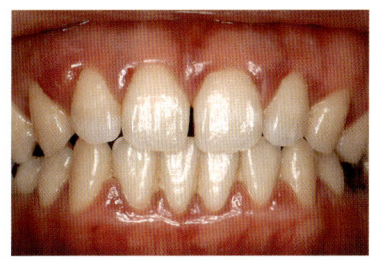
初诊时

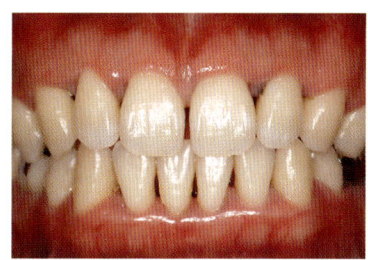
龈上牙石去除后

● 日常没有进行家庭护理的患者

初诊时牙周检查可见与83.9%牙菌斑量相对应的牙龈炎症。龈上牙石去除后下降至30.4%。牙周探诊结果虽然良好，但是牙龈松软，龈缘易出血。可以想象没有每天进行良好的日常护理。

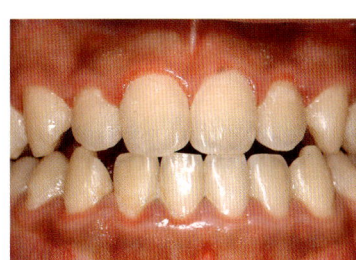
初诊时

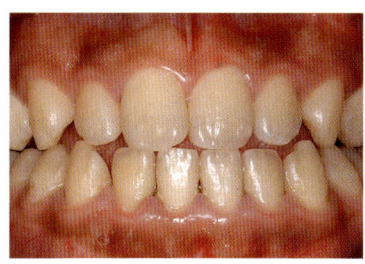
后期维护时

> **小贴士之⑨ 清除牙菌斑的目标设定为20%以下**
>
> 牙菌斑控制水平的目标是清除牙菌斑至20%以下。这是Axelsson和Lindhe等通过从1972年开始的30年（2004）研究结果基础上设定的。这项研究是30年间牙菌斑控制水平维持在20%的患者缺牙率为平均每人缺少0.4~1.8颗，且丧失原因主要为牙根折裂及根尖病变。
>
> 通过该项研究，我们认为牙周初期治疗后维持在20%以下，并接受合适的牙周维护，保护牙齿是有效果的。
>
> 但是关于可见的部分进行性高风险部位，不能只拘泥于百分比，而是应该将彻底的牙菌斑控制作为目标。

成手篇！

升级！牙周袋深度测定（牙周探诊）

牙菌斑的不同感觉

龈缘下的性状和有无牙石

探针插入牙周袋内时，通过指尖的触感，能够确认根面有无粗糙以及龈下有无牙石。

掌握牙石大小及确认位置，并确立有用的治疗计划、刮治术及根面平整。

确认牙龈韧性

牙龈韧性虽然是很抽象的东西，但是只要有足够的经验就能感觉出来。

探针尖端与牙龈接触时的感觉和牙龈张力就是其中一种。

这与牙龈颜色、视诊情况相结合，是很重要的信息。

● 获取龈下信息

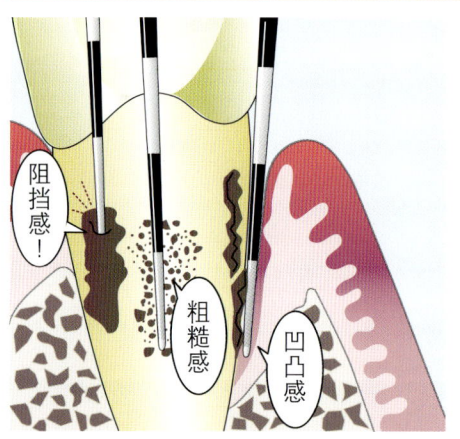

行提拉式探诊，确认根面附着物。

● 牙龈韧性是很重要的信息

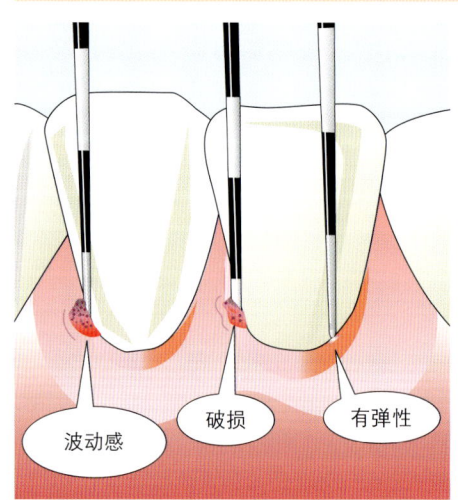

炎症严重时，不仅眼睛可见，而且触觉感觉柔软。炎症消退后会感觉到紧实。

容易出现误差的部位及对策

①倾斜或拥挤的牙齿测定

倾斜或者拥挤的牙齿进行牙周探诊时，因为容易失误并产生误差，所以必须要注意。这种部位，根据倾斜或者拥挤程度，容易出现探针插入困难或者读取数值困难而导致欠缺正确性。

为了测定，通过X线片确认牙体长轴方向以及骨水平情况。

要认真了解倒伏牙或者拥挤牙产生误差的原因，防患于未然。

● 有倾斜或者拥挤的部位难以测定

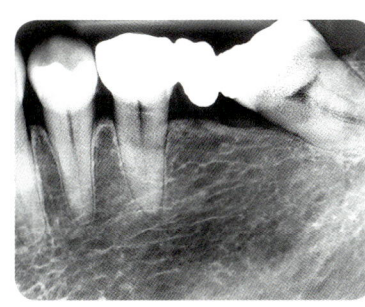 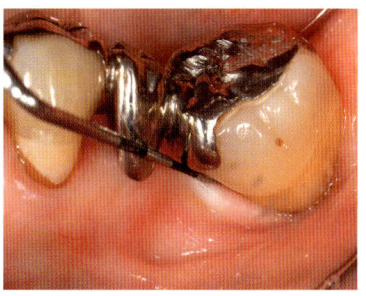

从X线片中可以看到牙齿向近中倾斜。测量时如照片所示沿牙齿直立方向斜向插入。

● 想象看不见的牙根方向，与牙体长轴平行插入探针

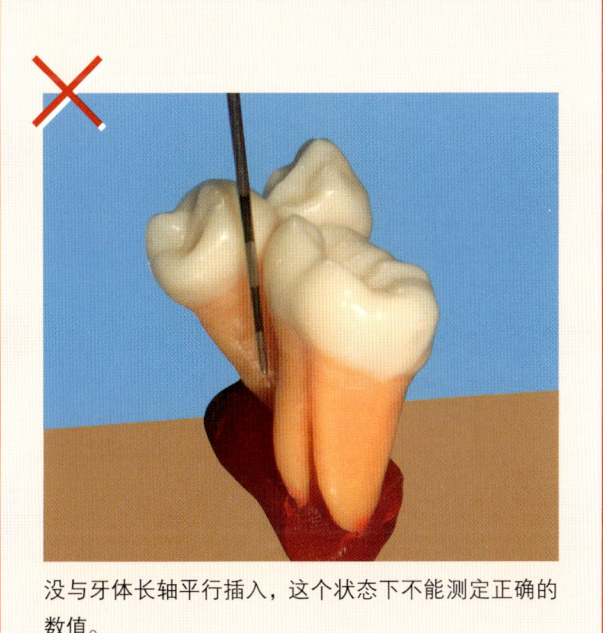

没与牙体长轴平行插入，这个状态下不能测定正确的数值。

与牙体长轴平行插入。要有与牙体长轴平行插入的意识。

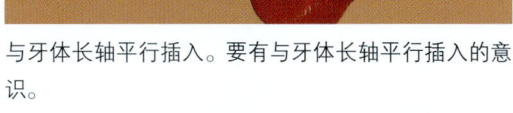

因为拥挤导致牙周病的牙齿，虽然牙周袋入口与邻牙紧密连接探针难以插入，但是因为里面有诱发牙周袋形成的因素，一定不能忘记测定。

② **大块牙石附着的牙齿测定**

大块牙石与牙周袋底的区别

如没用惯牙周探针，会因大块牙石对探针的阻挡误当作牙周袋底进行统计。

大的凹凸根据部位可以在X线片中展现。这样的部位，通过确认X线片中的距离感来确认凹凸部位置是很重要的。

所以在这样的部位，牙周探针尖端从根面向牙石表面移行，越过牙石进行测定。

过大牙石阻挡住探针的情况，直接行刮治术和根面平整后再次测定，并重新作表。

● **大块牙石是牙周探针的天敌吗？**

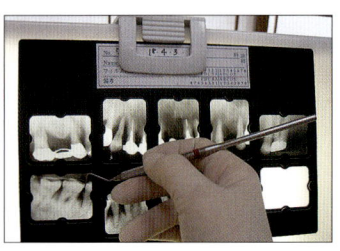

可以先在X线片上预演，确认探针可以正确插入。

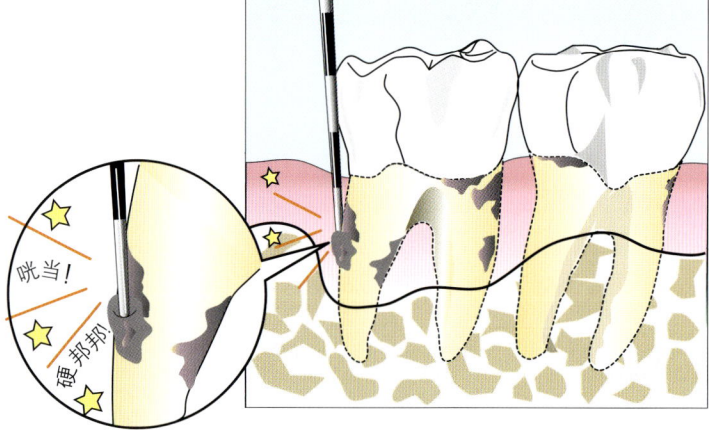

牙石过大，探针无法到达牙周袋底。

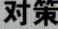

对策

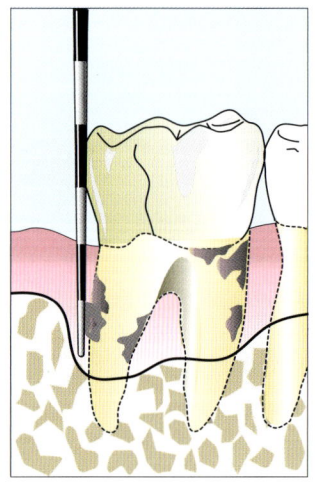

探针尖端稍微后退，沿着牙石表面，越过牙石到达牙周袋底。

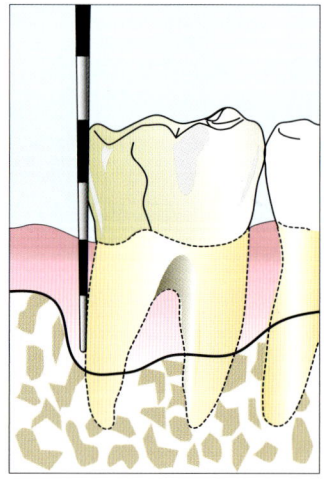

刮治去净牙石后，探针到达真正牙周袋底。数值加大，重新填新表格。

○月□日		DH A
6	5	3
4	5	3

6

为了能够正确测定需要了解的牙齿解剖

在第2章正确测定牙周袋深度中未讲解的要点。所以升级之后，需要具备牙齿形态或者根分叉病变的知识。这样能够更好地掌握牙齿状态。了解这些，可以对治疗或者治疗预后做出预判。

①牙根形态要知道

牙齿有各种各样的解剖学形态特征。

这些解剖学形态也大大左右了牙周病的进展和预后，在临床上受到重视。

我们口腔科护士在掌握了牙齿具有的形态特征后进行牙周治疗是必要的。

● 牙根形态导致局部风险的病例

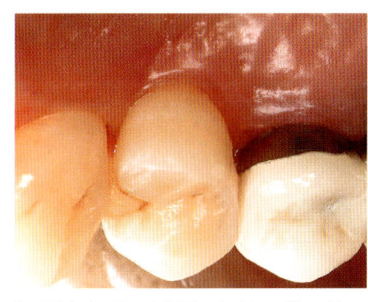 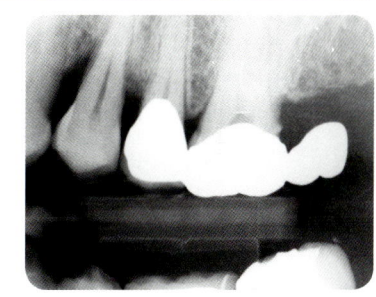

初期治疗后|4 近中还是袖口样凹陷，从维护至今一直残留深6mm牙周袋。牙菌斑控制良好，牙龈紧实，无出血。

②必须留意畸形发育沟

畸形发育沟在上颌侧切牙发生率高达50%，并不是罕见的临床病例。

沿着畸形发育沟，会有深牙周袋形成，用提拉式牙周探诊进行正确测定。

这个畸形发育沟，如果仅仅是在牙釉质存在的情况，没有问题，但是到达根面的时候会诱发牙周病。而且，即使达到了根面位置，进展的方式也有不同。但是一旦有进展便很难治愈，发现畸形发育沟的时候，尽管牙周袋很浅也要向患者告知，需要仔细预防，检查的时候也要十分注意。

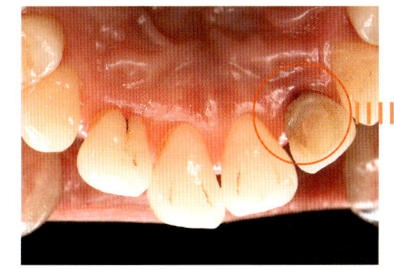 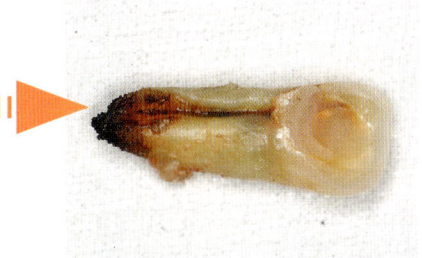

牙冠部畸形发育沟，之前进行过树脂充填，因被判断不可能存在深牙周袋而拔牙后，根面发现深沟。

③如何看待牙根峡部

牙根峡部在牙根形态中非常多见，是牙根主要的形态。牙根峡部好发部位是上颌第一前磨牙的近中、下颌侧切牙的远中、上下颌磨牙的近远中。除此以外的牙也是经常可见的。即使不是好发部位，也不能简单地认为多根牙没有峡部。

● 牙根峡部仅在如此之近的地方

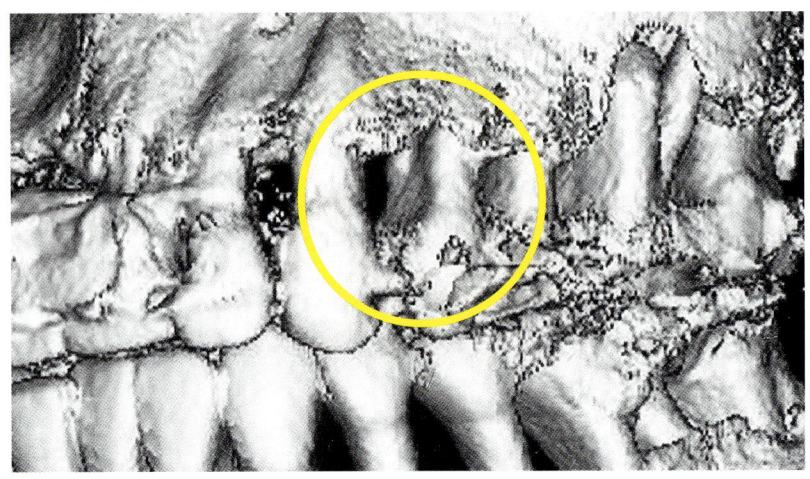

通过CT在牙龈内侧可见一凹陷，这就是牙根峡部。

● 牙根峡部经常出现的部位

上颌第一磨牙

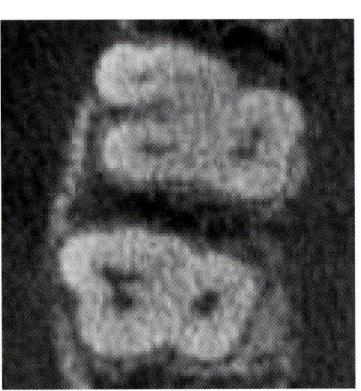

上颌第一前磨牙和第二前磨牙

下颌第一磨牙

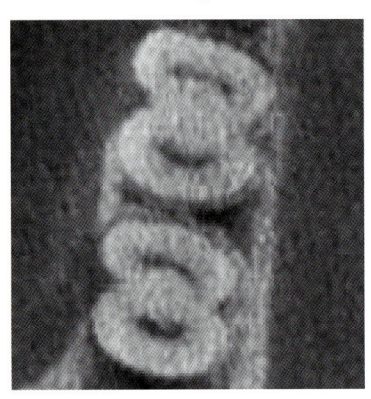

下颌侧切牙

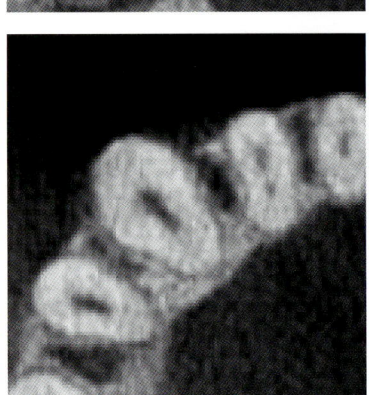

确认牙根峡部状况的时候，探针并不是只垂直方向插入，斜向或者水平向插入并移动，就可以确认牙根的凹陷状况。

● 改变探针插入方向，确认牙根峡部

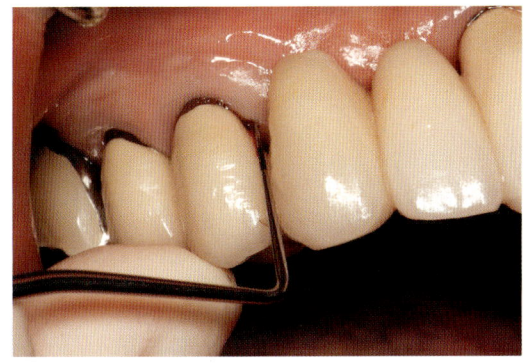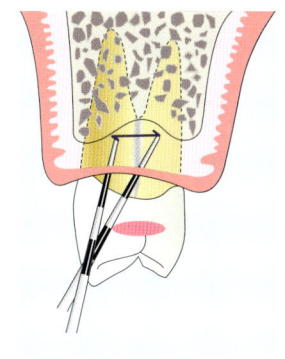

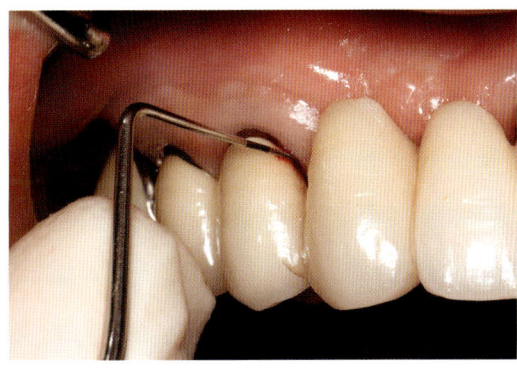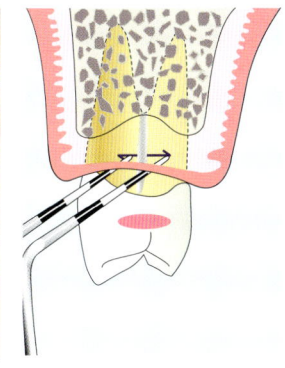

探针尖端不要离开根面，移动探针，指尖感受凹陷的状况。

④ 牙釉质剑突

牙釉质剑突是在磨牙的根分叉处出现的突起，从很短至长到伸入根分叉中均可见。

牙釉质剑突表面无结缔组织附着，一旦发生牙周病，是极易发展成根分叉病变的部位。

虽然通过视诊、触诊或者X线片可以确认，但是牙釉质剑突的存在却也有不易察觉的情况。

● 牙釉质剑突的临床病例

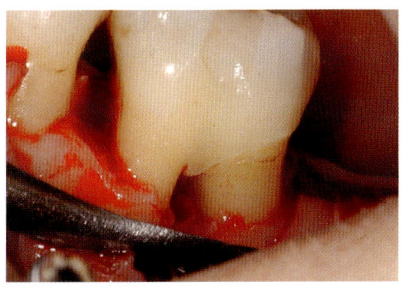

「6颊侧牙颈部中央可见伸向根分叉的牙釉质突起。X线片上也可看见有突起。

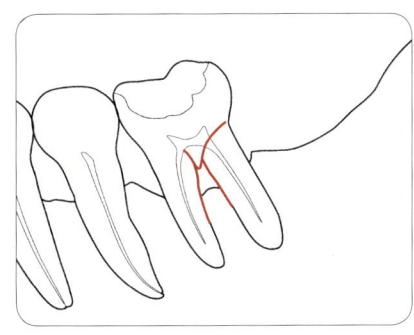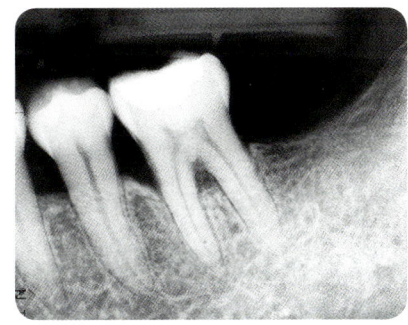

⑤釉珠

釉珠是磨牙根面可见珍珠样的牙釉质突起，但并不像牙釉质剑突那样高发。主要是出现在上颌第二磨牙远中。

萌出之后位于骨缘下方，不会有什么特殊问题，但是发生牙周炎后，一旦附着丧失到达釉珠，就很难治愈。

● 釉珠的临床病例

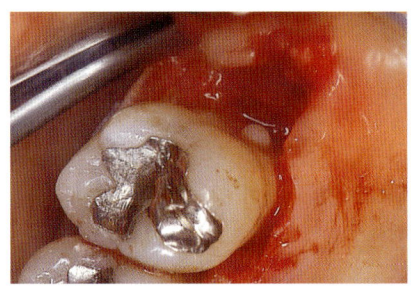

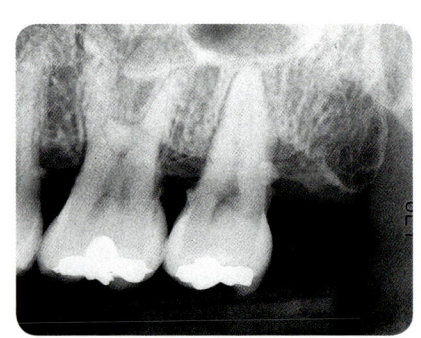

|7远中在骨缺损内的根面可见一突出的珍珠样牙釉质突起。从X线片也可以确认在远中面根面像牙石一样而且向根尖方向较大的突起。骨缺损到达釉珠的根尖方。牙周探针能确认硬性突起。

⑥有根分叉病变的牙齿牙周袋深度的测定方法

对应根分叉病变的状况，牙周袋深度的测定法也不同。

根分叉病变Ⅰ度的情况通常用6点法测定。

还有，根分叉病变Ⅱ度以上的情况，为了能够较正确地获取牙齿信息，将多根牙作为单根牙，近中根与远中根分开测定。

● 有根分叉病变的牙齿牙周袋深度测定① 根分叉病变Ⅰ度的情况

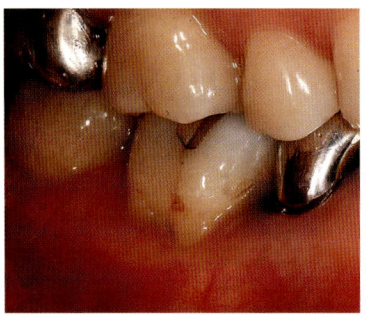
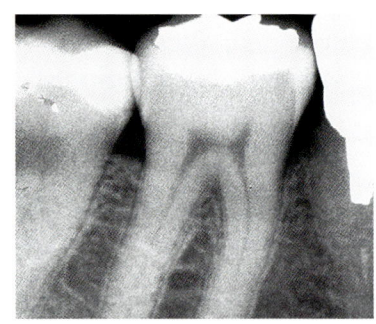

测定

测定值示例

③	3	③
3	3	3

与牙长轴平行插入探针，行一般提拉式牙周探诊。

● 有根分叉病变的牙齿牙周袋深度测定②　根分叉病变Ⅱ度以上的情况

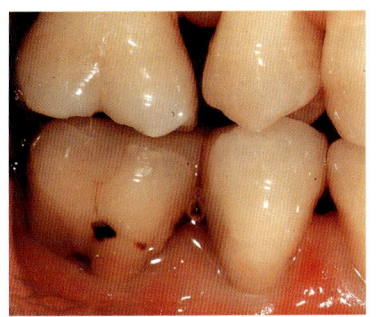
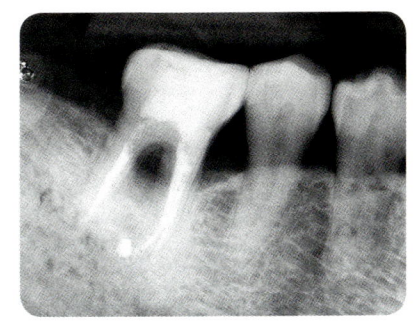

测定

测定值示例

远中					近中
3	2	3	3	2	3
3	3	3	⑤	2	3

根分叉病变Ⅱ度以上的情况，为了较为正确地获取牙齿信息，多根牙分开当作单根牙，近中根与远中根分开测定。

实际上怎样测定呢？

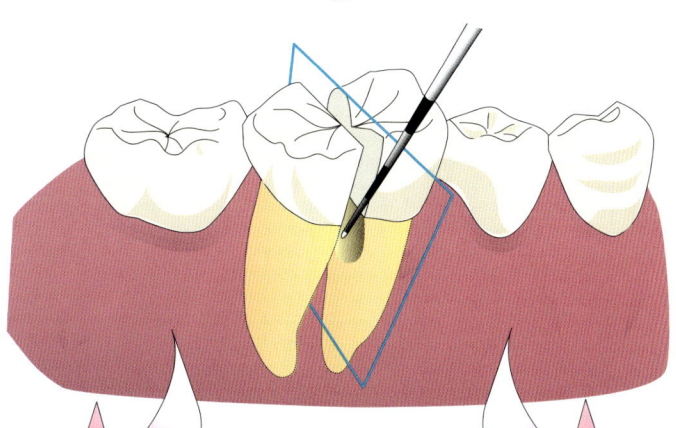

从牙齿冠状面来看……　　　　　从牙齿冠状面来看……

根分叉病变Ⅱ度

根分叉病变Ⅱ度时，稍微斜向插入探针，测定最深的地方。

根分叉病变Ⅲ度

根分叉病变Ⅲ度时，运用邻接面测定方法，斜向插入牙根宽度一半的位置，测定最深的地方。

成手篇！

升级！牙龈状态的确认

确认附着龈

附着龈是富含胶原纤维的结实的不可移动牙龈。这个附着龈的存在，确保了口腔前庭的形态，便于清洁、利于食物或者唾液流动。如果没有附着龈，黏膜的运动会牵拉游离龈，这就成为牙周袋形成的诱因。

附着龈的宽度不是在初诊时测量。

初诊时由于牙龈有炎症，会比本来状态的数值小。附着龈的测定在炎症消退后比较好。

● 附着龈测定方法

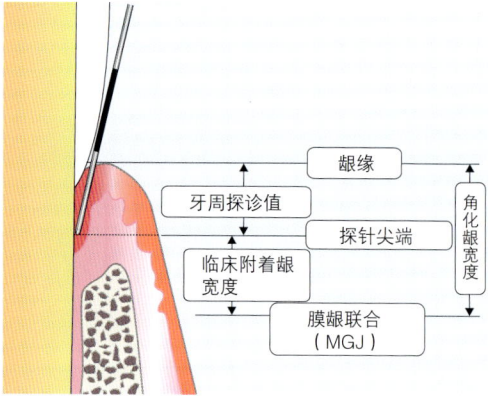

★ 临床测定法 ★
附着龈 = 角化龈宽度 − 龈沟深度

临床附着龈的简便观测法是，牵拉嘴唇，牙龈可动与不可动的分界线是看清黏膜转折处的方法。

● 临床中附着龈的观测法

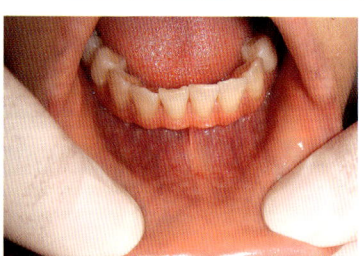
嘴唇稍微向上牵拉。

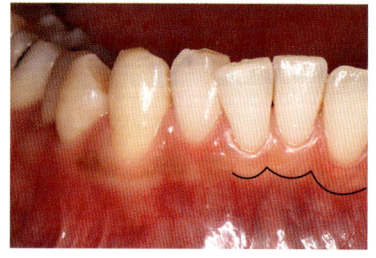
在黏膜转折处可见因牵拉嘴唇运动，而颜色变化的线。

系带位置也要确认

系带进入近龈缘位置时，这些系带会牵拉牙龈，容易造成牙周袋。

而且由于系带位置，牙刷很难到位，难以进行牙菌斑控制。因此，形成引发牙周病或者龋齿的因素。

● 需要注意系带的状态

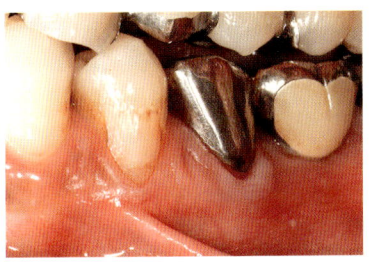

附着龈较短而且系带在牙颈部附近时，由于咀嚼牵拉牙龈，龈沟会打开。

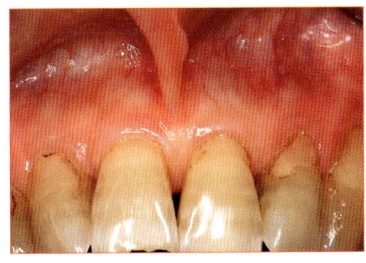

上唇系带附着靠近牙颈部时，牙刷到达困难，容易在牙颈部残留牙菌斑。

不能忽视过度刺激

临床中常见过度刺激这种牙龈的悲剧。我们能看到牙龈的求救信号了吗？牙龈的悲剧，通过视诊可以确定。各种症状的特点和状态要记入脑海中，不能有遗漏。

● 过度刺激的3种类型

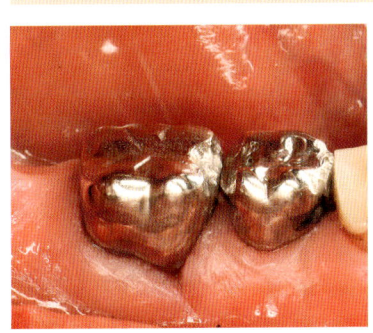

局部刺激的病例。控制咬合力，牙龈可以恢复。但是如果不减小咬合，牙龈会进一步退缩。

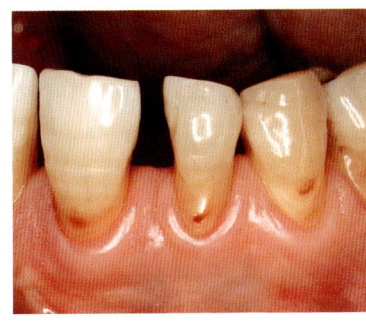

全口刺激的病例。牙龈特点是边缘看上去有丰满膨胀感，牙龈光泽、有弹性。

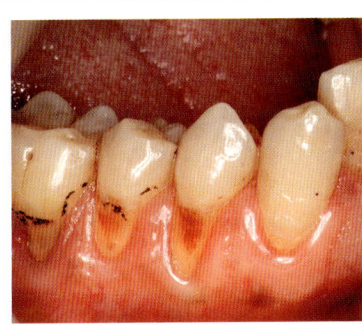

牙龈萎缩伴楔状缺损的病例。根面牙刷使用过度的感觉，牙龈退缩，根面有缺损。

成手篇！

升级！更深层次了解牙齿松动

只要有松动就全是病态吗？

从我们的临床经验来看，可以知道，因为牙周病伴随骨吸收造成牙齿松动。这不仅仅是因为炎症导致牙周组织松软、支撑牙齿的牙根长度（牙周膜和牙槽骨支持的部分）和牙冠以及支持组织未覆盖的牙根长度比例失衡引起的。即使牙周治疗后仍有很多松动的情况（这种松动不是病理性松动）。

● 请了解生理性松动

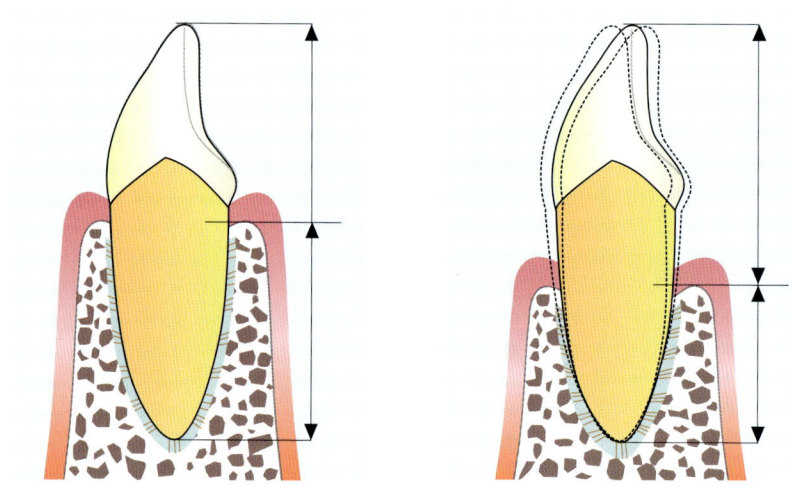

虽然牙周治疗后仍有松动的情况，但不是病理性松动。

★此外，种植中种植体与骨因为有骨结合，即使有强咬合力也不会引起松动。

● 种植体不松动

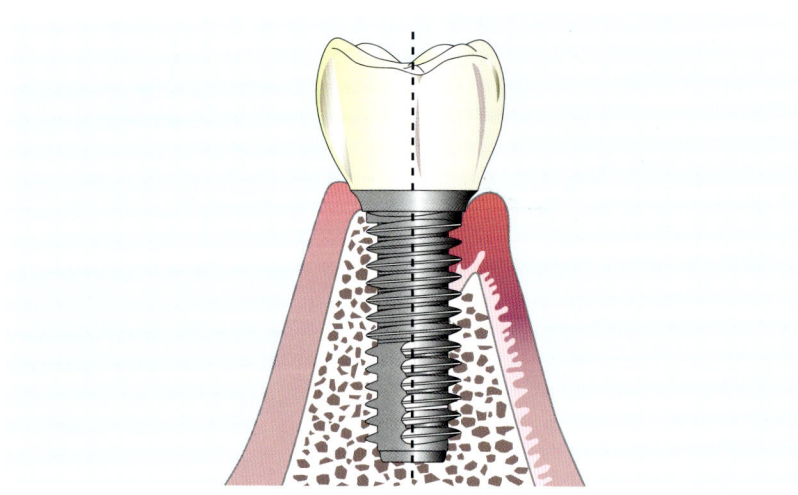

种植体不会有天然牙样的生理性松动。

第3章 要点

在第3章，增加了为可以正确检查而所必备的知识和开阔视野的内容。对在检查测定之余仍有余力的读者，我们希望这部分读者可以开阔自己的视野，在同样的检查中可以读取更多内容。

（1）牙根特征性形态把握住了吗？
（2）确实可以测定根分叉的牙周袋了吗？
（3）附着龈的宽度以及系带位置确认了吗？
（4）注意到牙龈异常变化了吗？

为了增加读取内容，要有
　　①**想要了解更多的研究意识**
　　②**常问"为什么"的思考意识**

2项。

4

第4章　一起来扩大诊查范围，掌握更多牙周诊查知识

一起来理解显示牙龈状态的特征

分清厚龈型与薄龈型

牙龈有厚龈型和薄龈型之分。

厚龈型可以对抗刷牙时牙刷的压力，不容易出现牙龈退缩。

而刷牙的压力对薄龈型则会产生很大的损伤，牙刷的选择或者刷牙方式不当时，都会对牙龈造成相当大的损伤。在牙龈薄的部位，内衬骨的厚度一般也很薄，或者开裂和开窗的情况也时有发生。在内衬骨薄弱时，牙周刮治和根面平整等操作也易引起牙龈退缩。

● 厚龈型与薄龈型

厚龈型牙周炎患者

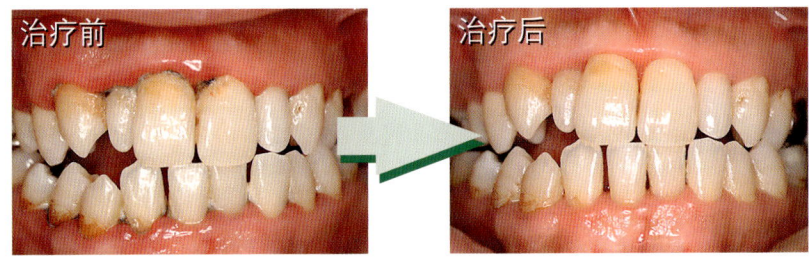

不易受刷牙影响的结实的牙龈。

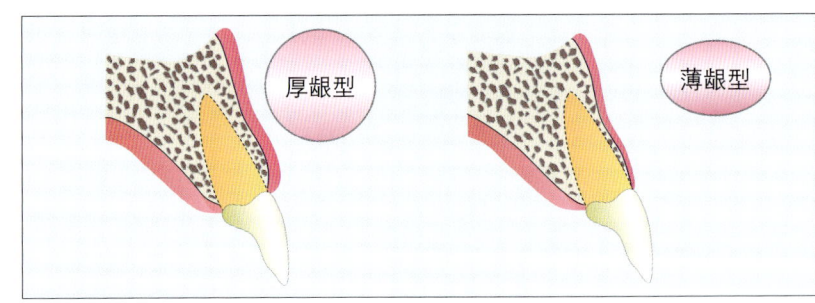

薄龈型牙周炎患者

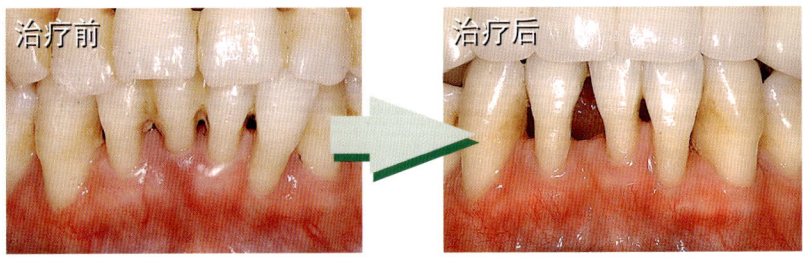

由于衬里骨薄弱，牙龈薄而透明，需要从牙刷的选择方法、刷牙方式、压力和刷毛方向等方面给予细致的讲解。

分清水肿性炎症和纤维性炎症

牙龈炎症有水肿性和纤维性两种。

最初的炎症是水肿性的，随着时间的流逝，牙龈可逐渐向纤维性转变。这种变化是牙龈炎症时成纤维细胞的增加而导致的。

另外，重度吸烟者，服用高血压药物等情况也可能造成牙龈的纤维化。

● 水肿性牙龈炎症

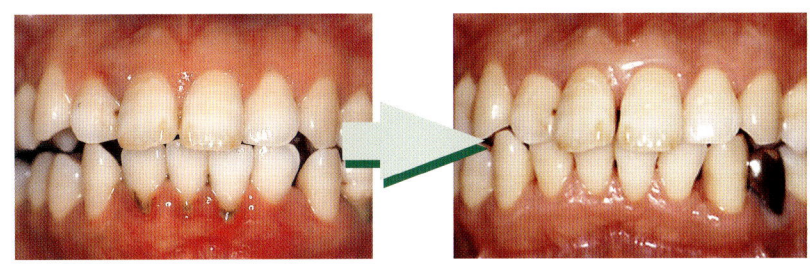

发炎牙龈柔软，呈红色条带状，龈乳头圆润。治疗后效果好，容易恢复至正常牙龈状态。

● 纤维性牙龈炎症

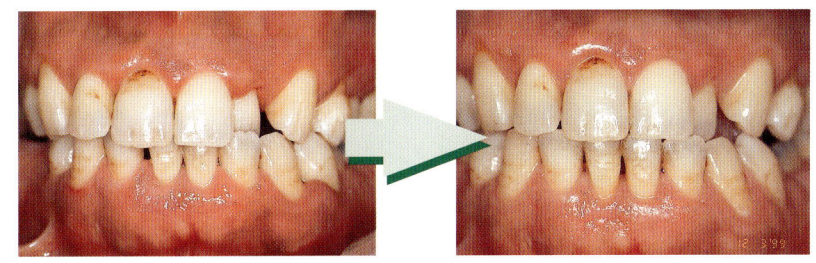

富含纤维的坚硬牙龈。对治疗不敏感是其特征。另外，与纤维性牙龈炎患者仔细确认其自身可能的相关风险因素是非常重要的。

小贴士之⑩ 多亏了解了这些！哪些人群易患纤维性牙龈炎症呢？

吸烟及药物的副作用、口呼吸等原因，可能会导致纤维性牙龈炎症的出现。

药物的副作用及口呼吸所导致的牙龈纤维性增殖可以通过视诊及问诊来预测其原因，而药物的副作用导致牙龈纤维性增殖时，详细把握患者的服药情况则非常重要。

可能导致纤维性牙龈增殖的药物有降压药（钙拮抗剂）、免疫抑制剂、抗癫痫药物等。由于药物种类繁多，除了确认患者服药情况外，还应当通过专业书籍等来掌握相关药物的副作用。

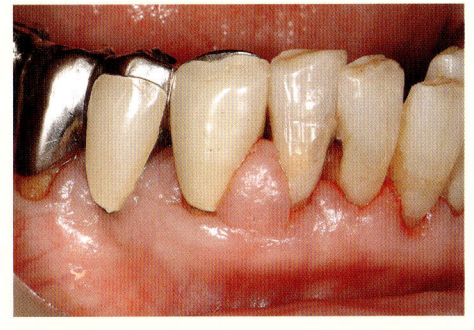

服用钙拮抗剂的患者。部分牙龈明显肿胀，牙龈表面凹凸不平。

牙周探诊检查时需要一起确认的附加检查

记录牙龈退缩量

薄龈型患者，由于过度刷牙等因素会导致牙龈退缩。一些微小的变化容易被忽略，而一旦出现了牙龈退缩，想要完全恢复是相当困难的。最近，对于因根面暴露导致的审美需求日渐增高，高龄患者因牙龈退缩导致的根面龋等问题也有所增加。因此通过提前记录牙龈退缩量，可以给患者提供细致的建议。

● 牙龈退缩量的测定

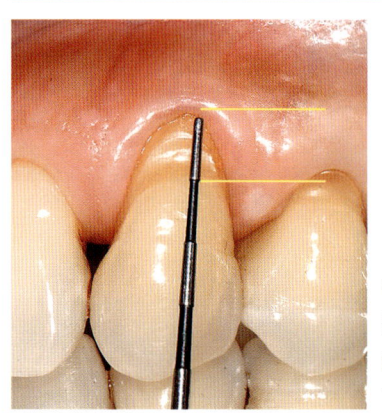

仅测定已经发生牙龈退缩的部位，测定点应选在该部位退缩最严重的点。牙周探针测定釉牙骨质界起至龈缘距离，有修复体的情况下，以修复体边缘为基准进行测定。

临床附着水平的测定也十分重要

附着水平与牙龈退缩量都是牙周炎的重要指标，指的是釉牙骨质界（CEJ）到附着顶端（牙周袋底）的距离。临床附着水平，是与探诊深度相同，指的是CEJ到牙周探针尖端的距离。实际的测定中，也可以在测定牙龈退缩量后通过计算求得临床附着水平。附着水平是牙周病进展程度相关的重要指标。

● 附着丧失量=临床附着水平？

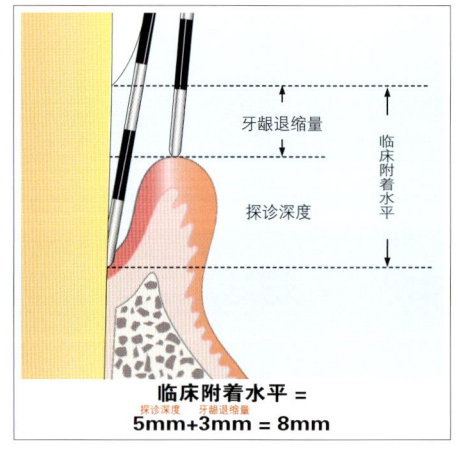

仅在牙龈退缩部位测定。牙周探针插入牙周袋内，测定探针的尖端至CEJ（有修复体的部位则以修复体边缘为界）的距离。但是，若已经测定了牙龈退缩量，则不需要反复将牙周探针伸入牙周袋来测量，牙周探诊深度与牙龈退缩量的和即为临床附着水平。

综合判断牙周探诊深度

如果牙周治疗成功，就可以获得新的牙周附着，牙周袋也会变浅。这被称为附着增加。长长的上皮性附着和胶原纤维形成了附着调整，在这种状态下牙周探针无法插入。如此牙周袋变浅，附着增加就发生了吗？如右图示，牙龈退缩也会使牙周袋变浅，此时牙龈退缩量的记录就显得尤为重要了。

牙周维持治疗中出现牙周炎复发也不必惊慌

牙周维持治疗中牙周袋变深了……牙周病又复发了吗？

出现这样的情况，请与初诊时的附着水平进行比较。如果附着水平降低了，那么显然是牙周病复发。如果牙周袋变深但是牙周附着水平没有变化，那么通过强化牙菌斑控制并再次进行龈缘下处理，大多数病例会有所改善。

容易被忽略的牙周病进展

在长期观察牙周病的过程中，仅靠探诊深度的检查很容易忽视牙周病的进展（右图）。记录附着水平，可以在牙周病的进展的早期进行处置。记录牙龈退缩量和附着水平，以综合地判断牙周病的进展情况。

● **综合判断探诊深度**

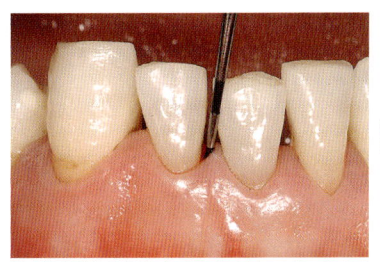
初诊时探诊深度为6mm，牙龈退缩量为0。

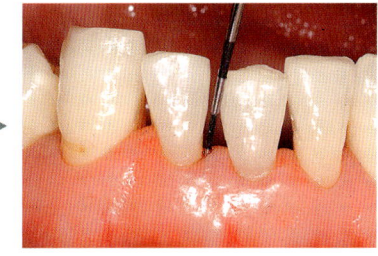
再评价时探诊深度为3mm，牙龈退缩量为2mm。附着增加1mm。

● **这是复发吗？牙周维持治疗中牙周探诊值增加该如何考虑？**

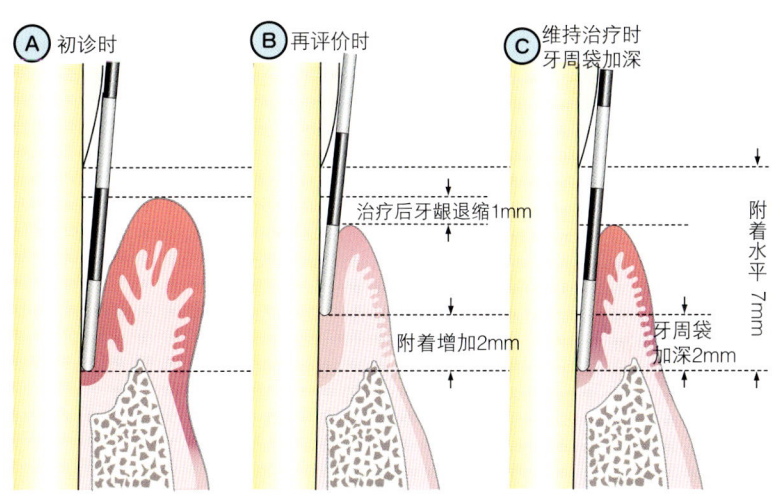

初诊时（A）探诊深度为6mm。再评价时（B）探诊深度为3mm。维持治疗时（C）探诊深度变成了5mm。但是由于与初诊时相比附着水平仍然是7mm没有改变，尽管出现了复发，但并没有出现新的牙周组织破坏。

● **容易被忽略的牙周病进展**

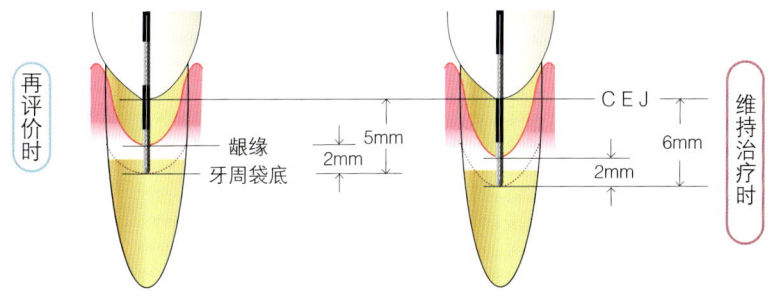

再评价时和维持治疗时的探诊深度均为2mm。能理解这两者间的不同吗？初看似乎并没有什么不同，而实际上发生了1mm的附着丧失。

多根牙要注意这些地方

多根牙在X线片中的观察要点

在检查多根牙时，注意力往往容易被有无根分叉区病变完全吸引，而忽视了对多根牙的解剖学特征的诊查，其实不同位置的后牙因解剖结构的不同其牙周护理方法也各不相同。

多根牙检查的要点依次是各根根干的长度（A）、牙根的形态（B）和根分叉的大小（C）。

更容易患根分叉病变的多根牙是怎样的呢？

无论是上颌还是下颌，易患根分叉病变的多根牙都与根干长度相关。根干短的牙齿更容易罹患根分叉病变。从天然牙根形态的特征来看，上下颌第一磨牙的根干较短，根分叉较大；与之相对，绝大多数的上下第二磨牙的根干更长，根分叉处也更靠近根尖。

通常认为，在两者中，第一磨牙较第二磨牙的根分叉病变发病率更高。

● 多根牙必须要确认的解剖学特征

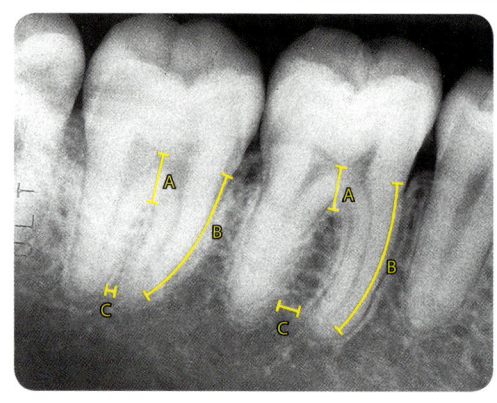

通常，由于下颌第二磨牙的根干较下颌第一磨牙的短，而且根分叉也更大，下颌第二磨牙更容易罹患根分叉病变。然而，根分叉病变一旦发生，下颌第二磨牙比第一磨牙的根干更加缩窄，去除感染组织的难度也就更大。

● 磨牙的牙根形态与根分叉区病变

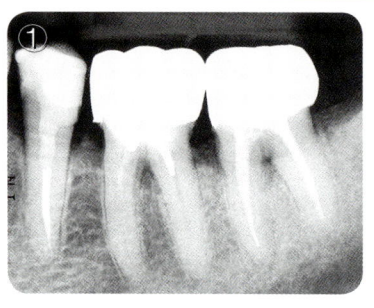
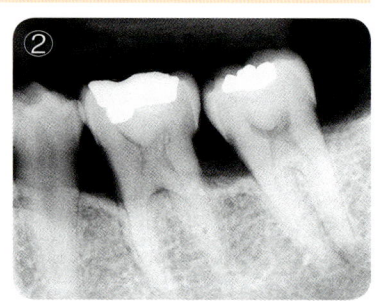

①与②的X线根尖片相比较则可以发现，由于①的根干比较短，6、7虽然骨吸收的量比较少，但都已经出现了根分叉病变。再看②中，磨牙的根干较长，在出现大量骨吸收的6根分叉部出现了根分叉病变，但是7由于骨吸收量少，因此并未出现根分叉病变。如此由于根干长短不同，根分叉部的发病形式也有差别。

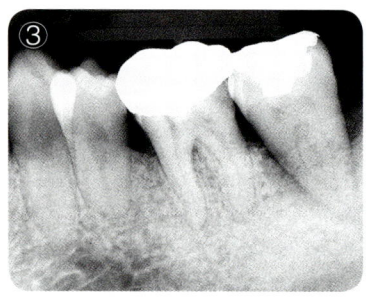

③由于7为融合根，两根在融合部存在一条深沟，沿着这条沟则存在着深牙周袋。

一起掌握种植体的检查方法

检查种植体植入部位时首要的是认真检查牙龈的状态。

检查了牙龈状态后，牙菌斑控制也确认了之后，使用塑料牙周探针进行种植体周围探诊。

X线检查一般1~2年进行一次。

种植体与天然牙一样，会因细菌感染引起炎症，出现周围组织的破坏。种植体周围由于没有牙周膜，因此不能被称为牙周炎，而是种植体周围炎。

为了种植治疗的成功目标，不应从种植体周围出现感染之后才惊慌失措，而是应该在植入前就对口腔卫生宣教、彻底的刷牙指导、种植相关的知识、植入后的护理等，明确地传达给患者。

然而，与天然牙在各牙面中牙周炎进展进度各异不同的是，种植体周围炎时种植体全周同时进行的，因此探诊时只插入一点来测量探诊深度即可。种植体周围炎造成的骨破坏在X线检查中呈现出围绕型的骨吸收像。

● 首先来检查种植体植入部位的状态

首先观察的是：
牙龈的发红
肿胀
色调
饱满度
光泽

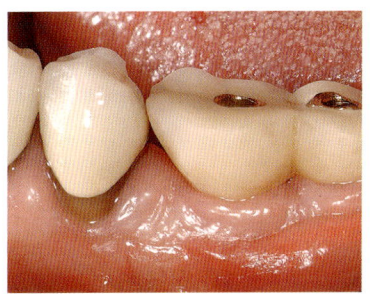

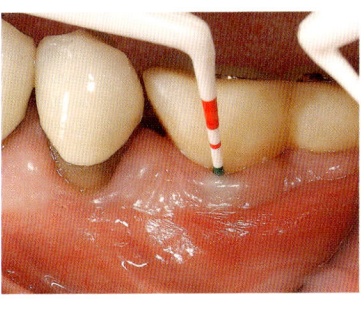 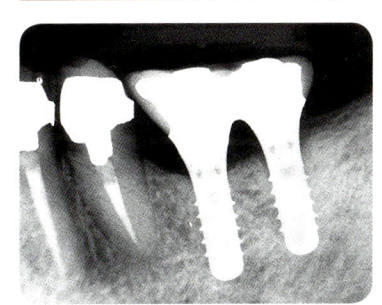

种植体埋入5年，经过良好的病例。植体周围软组织呈淡粉色且富有紧绷感，上部修复体适合性良好，探针插入时健康而紧绷的软组织出现发白的贫血带，且没有出血。

● 种植体周围的环绕型骨吸收像

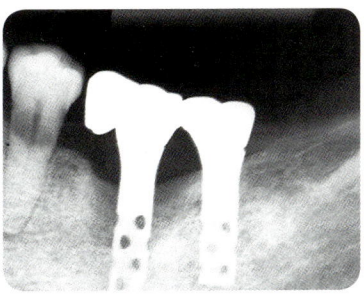 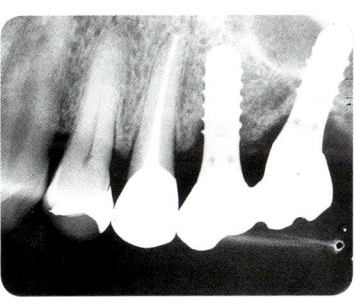

发生重度的种植体周围炎的X线影像。呈现深的环绕型骨吸收像。

轻度种植体周围炎的临床影像。不拘于种植体周围炎的严重度，骨吸收都是呈环绕型进展。

当然要确认！牙齿的状态

不要漏掉龋坏

①要有不漏掉初期龋坏的观察力

在进行牙周治疗方面，不仅仅要把握牙周组织的状态，把握患者口内整体状态也非常重要。

患者虽然关心牙周组织，但也都非常重视牙齿的状态。

与牙周病一样，也要养成能发现早期龋病的观察力。

● 实际观察的早期龋

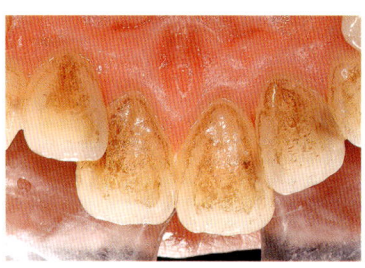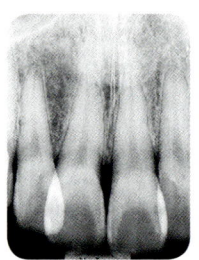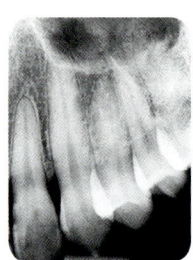

对着强光照射时，可见|2 的远中进展到牙本质的龋坏，|1 的远中也发现了早期龋，但是不能明确判断其进展程度。

● 不漏掉早期龋的观察方法

①吹干牙面
②使用口镜把光聚集到牙面再观察
③在口镜中观察牙齿的不同角度
④不要忽视牙齿颜色的变化
⑤在光照下观察

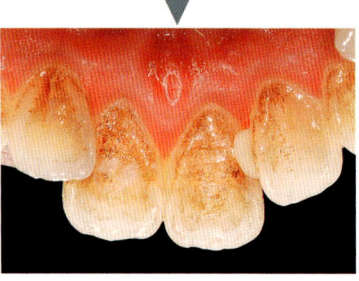

为了肉眼确定|1 的远中早期龋，将正畸用的分离模块插入邻间隙内。

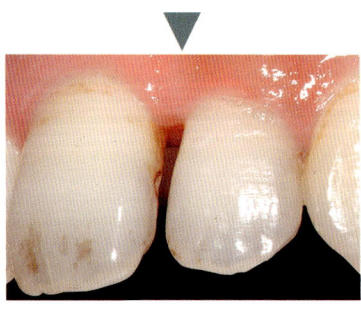

1周后，取下分离模块后|1 的远中面可观察到有牙体实质性缺损的窝洞。

②近年激增！关心根面龋的发生

最近高龄者口内存留天然牙的数量增加，牙周治疗结束后多会出现牙龈退缩、根面暴露的情况。在实际临床中，根面龋的治疗也很棘手。

与釉质龋不同，根面龋通常进展迅速，难以实行适当的治疗，有时甚至完全不能进行处置。

● 根面龋与牙周治疗之间切不断的联系……

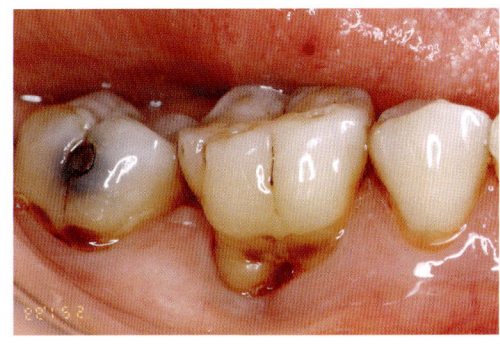

尽管已经强化了家庭护理及专业护理，还是在近中根远中面的根分叉部通过触诊发现了小的粗糙面。

后来……

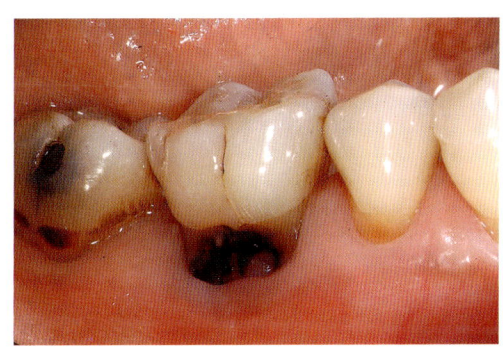

尽管患者认真刷牙，根面龋还是加重了。已经向根分叉内及龈下区扩张，治疗困难。

不要漏掉不良修复体

在临床中，不良修复体也会时有发现。由于在不良修复体的周边容易出现牙菌斑控制不良，修复体边缘牙体的龋病也时有发生。

对于龋病风险高的患者，需要告知其不良修复体的情况，有时还需要进行预防性再治疗。

● 不良修复体属于风险部位

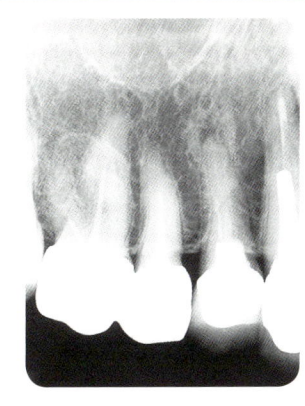 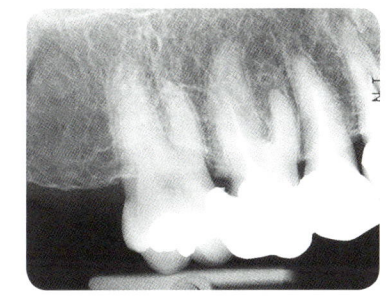

初诊时常常会发现适合性差的修复体，这个病例中，考虑到年龄和患者本人的希望而没有进行再治疗。8年后，6冠的远中边缘出现了继发龋，继而进行再治疗。

口腔黏膜、舌、唾液的情况也需要确认

①是否存在口腔黏膜病？

阿弗他溃疡

阿弗他溃疡主要发病部位是口腔黏膜，黏膜之外也在舌和牙龈中出现。中央是白色的溃疡，周围被红色部分所包围。

形成初期伴有疼痛，7～10天自然愈合。

口镜检查时要多加注意，避免刺激到溃疡部位。

● 阿弗他溃疡

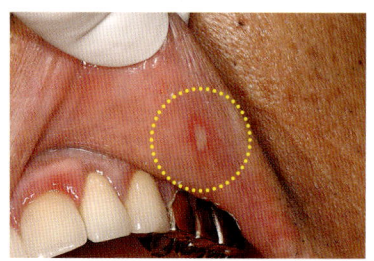
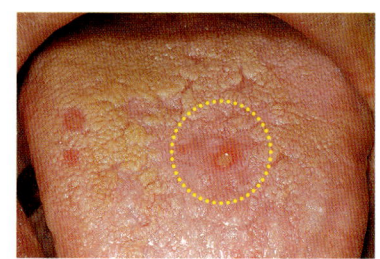
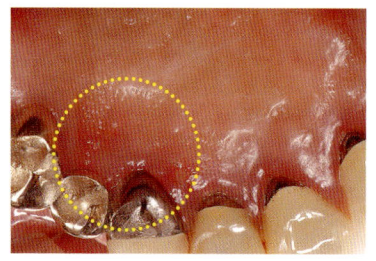

阿弗他溃疡可见于口腔黏膜、舌以及腭等部位，因此需要进行口内整体的确认。

念珠菌病

是由口腔内定居的念珠菌引起的疾病。

在老年人等健康情况较差的患者中多见，特别是在戴用活动义齿且对义齿卫生维护不充分的患者中容易发病。

● 念珠菌病

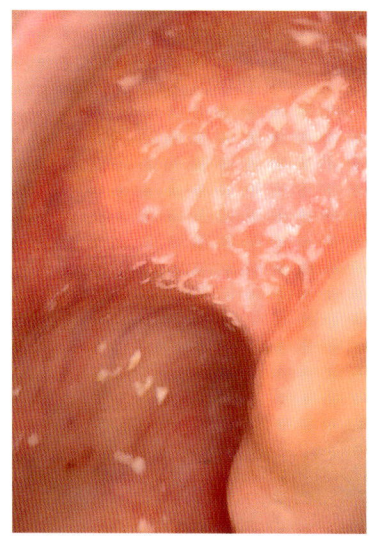
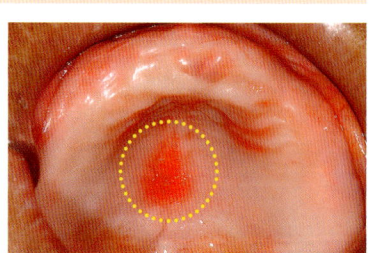

腭中央部义齿基托下黏膜发生的念珠菌病，表面呈现微小凹凸伴发红。

假膜性念珠菌症。黏膜表面被覆着一层乳白色的膜，可以用纱布等擦拭掉。

②舌体的异常是否存在？

舌缘的齿痕

检查舌头时，如果发现类似照片上的压痕，则需要怀疑患者有紧咬牙的习惯。

需要注意的是，严重的紧咬牙患者容易出现牙折的情况。

● 舌缘的齿痕

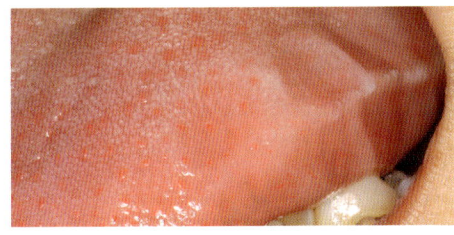

舌体侧方可以发现牙齿的压痕。

地图舌

主要病因不明，有说法是因为压力的原因。舌背上见大块红白色混在的图案，红白的界限清晰。

较少有疼痛的情况出现，基本上不需要治疗。遇到有些患者比较在意时，要正确地进行说明，使其安心。

● 地图舌

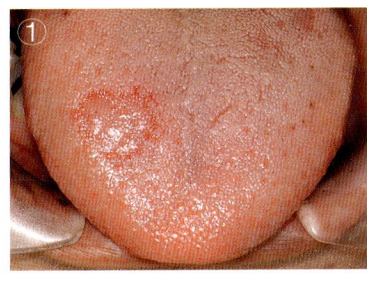 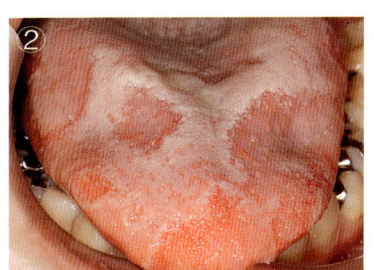

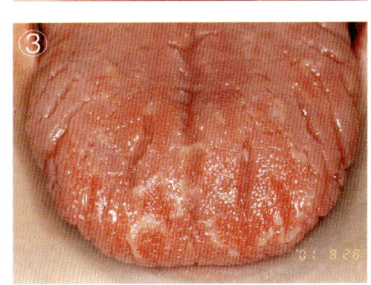

地图舌的进展过程（①~③是不同患者的口内图）：
①地图舌的初期阶段，舌背上可见带有发红边缘的直径15mm的圆形病变。
②若干个病变逐渐变大、愈合。
③舌面全部扩散成地图状。

③唾液的状态……口腔内的干燥状态也要确认

最近，唾液减少的患者越来越多。唾液减少的原因，与服用药物、全身疾病（例如舍格伦综合征）等相关。随着唾液的减少，唾液的缓冲能也会降低，牙菌斑的附着度升高，细菌容易增殖，龋病的风险也因此增高。因此需要充分掌握唾液减少的病因。

● 唾液量少，口干的患者

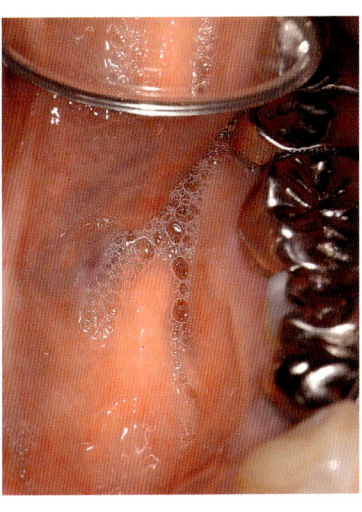

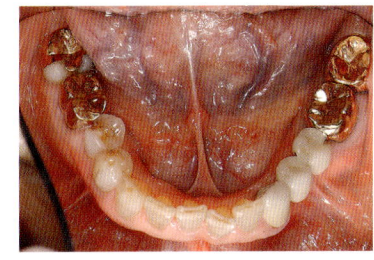

由于几乎没有唾液，使得黏膜显得闪闪发光。

唾液减少，黏性就会增加，因此就容易出现气泡。

5

第5章　更加擅长牙周病治疗！
　　　　牙周病的基础知识

先来好好掌握吧！①
健康的牙周组织

健康而正常的牙周组织是怎样的呢？

健康的牙周组织，牙龈边缘可见珊瑚粉色略丰满的带状边缘牙龈。邻间隙内见三角形的牙间乳头，边缘呈扇形。

游离龈与附着龈的边界有时可见游离龈沟（30%~40%成人中可见）。

附着龈通过胶原纤维与骨或牙骨质坚固地结合在一起，因此是非可动性的、紧绷的，表面可见点彩（稀稀落落的小凹坑）。

牙龈牙槽黏膜界的根方存在着牙槽黏膜。牙槽黏膜为暗红色，与骨的结合较松散，因此具有可动性。

● 健康正常牙周组织的临床像

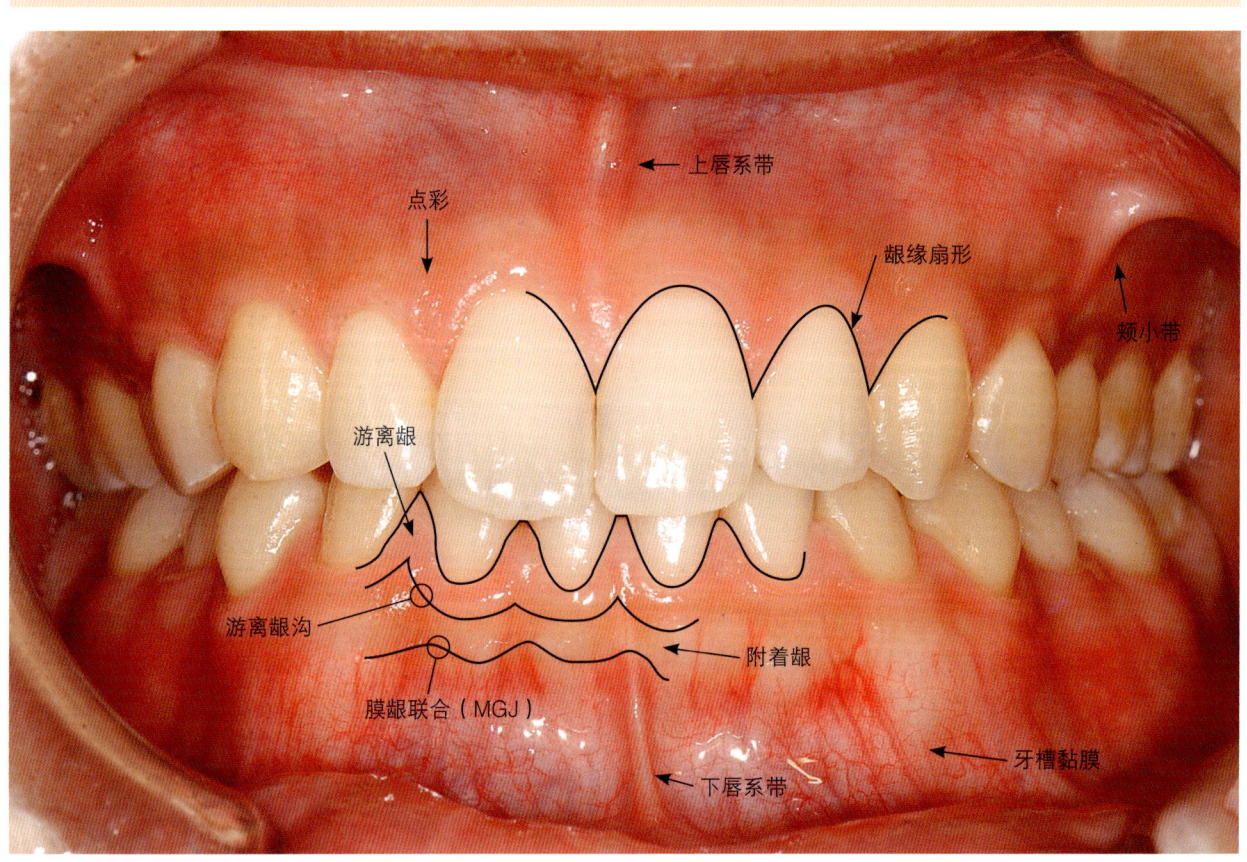

● 50岁女性健康的口内像

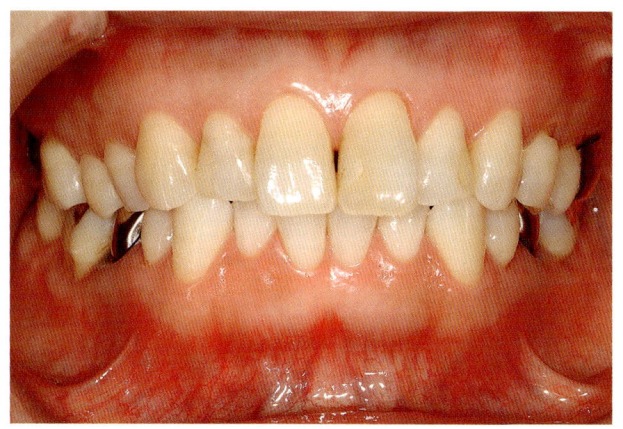

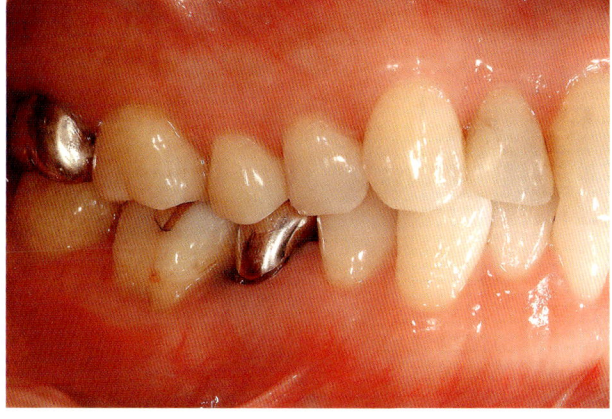 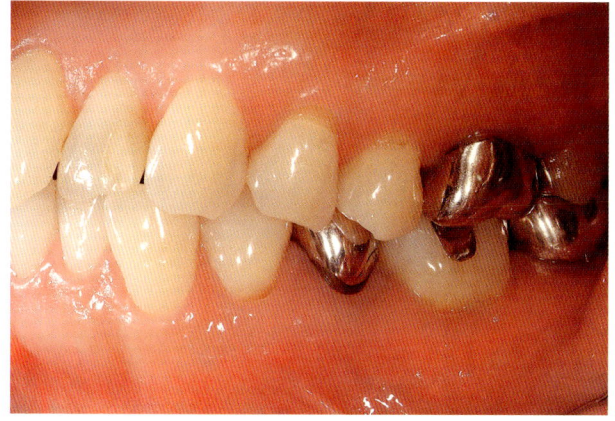

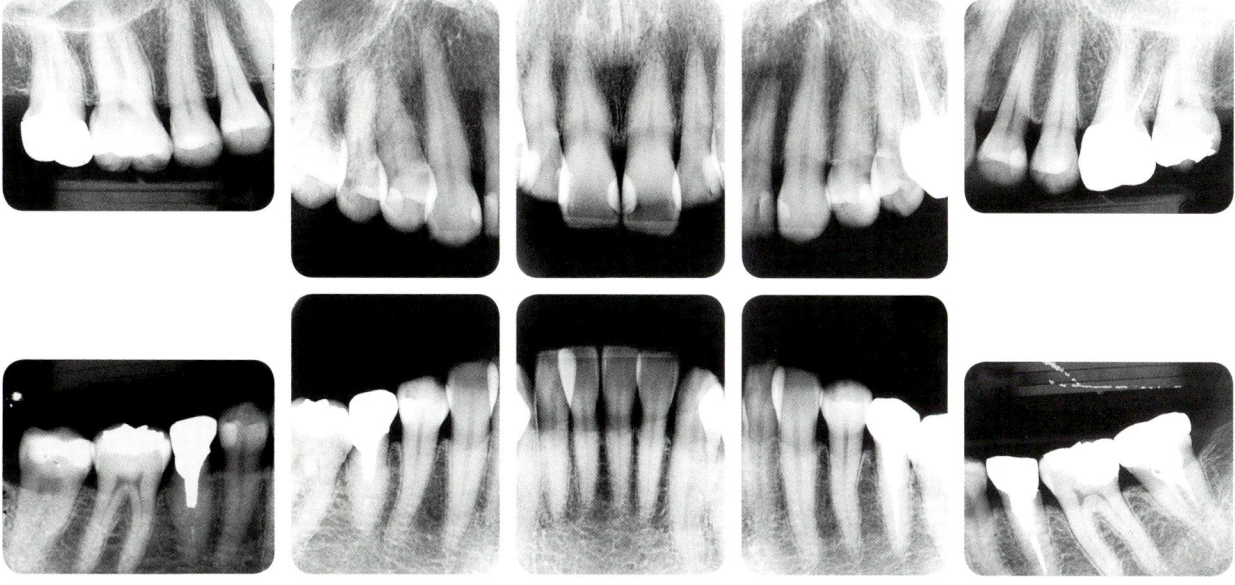

50岁女性，无全身性疾病，非吸烟者。持续6年进行牙周维护。口内修复体有一些问题，但因本人意愿暂不处理。经过观察，颊侧可见一定的牙周组织退缩。X线片并未出现牙周组织的骨吸收，大体上保持着健康的牙周状态。

牙周组织高效临床检查图谱

● 18岁男性健康的口内像

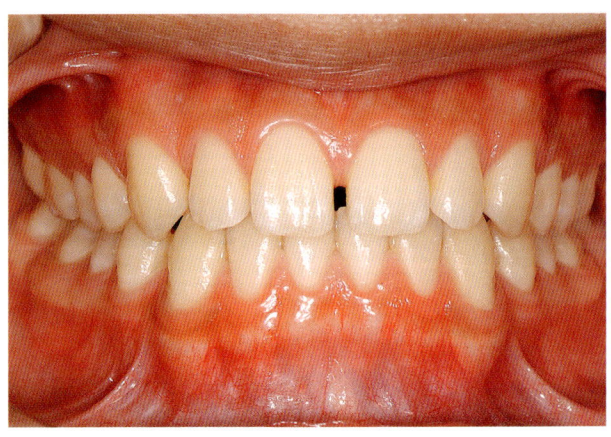

18岁男性,无全身性疾病,非吸烟者。持续10年进行牙周维护。与维护前相比牙菌斑控制情况良好,由于稍有过度刷牙习惯,在颊侧出现了牙龈退缩的倾向,但一直维持着牙齿及牙周组织的健康。

● 28岁女性健康的口内像

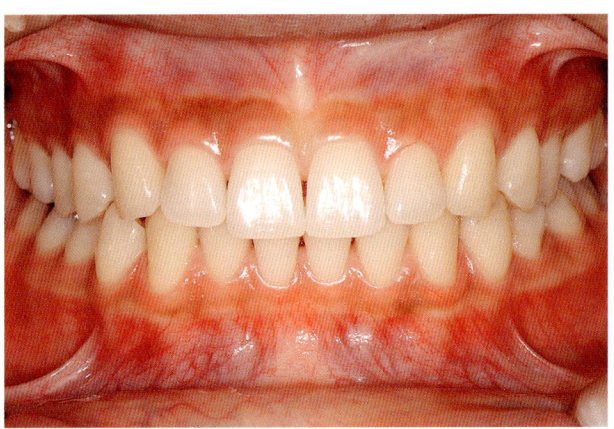

28岁女性,无全身性疾病,非吸烟者。10年前开始进行了3年的牙周维护治疗,中途断绝复诊,现在再次来诊。龋病风险较高,最初初诊时已见多颗牙临床有充填体,又新充填了3颗牙的邻面,牙周组织为健康状态。

● 65岁男性健康的口内像

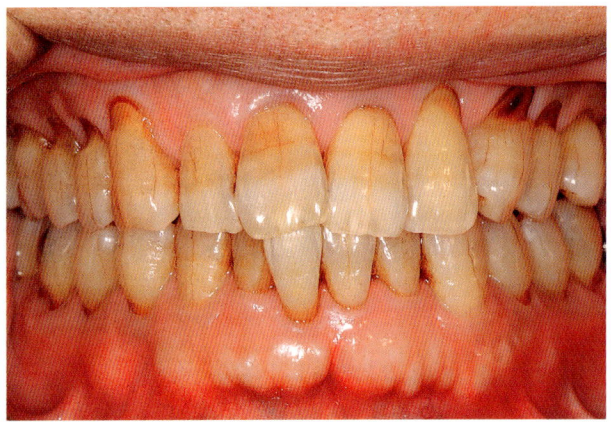

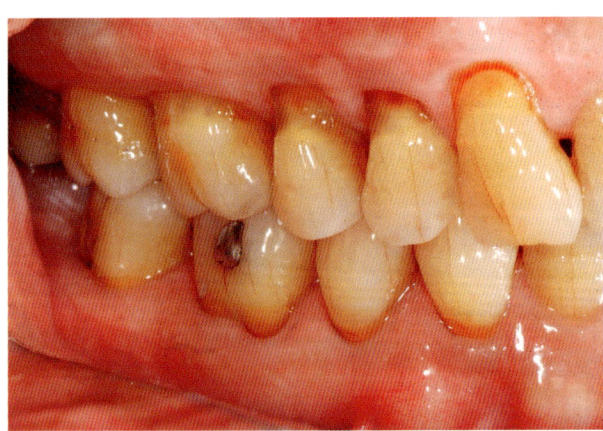
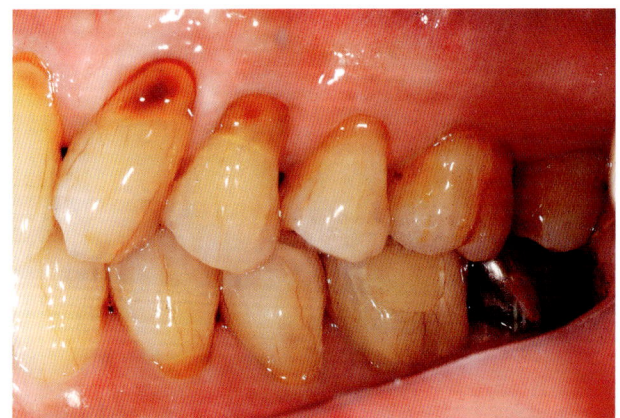

65岁男性,既往有高血压及糖尿病病史,现治疗中,40岁后一直禁烟。虽可见唾液减少的趋势,但目前尚未发现对牙齿与牙周组织的影响。初诊时行龋病治疗后,维护治疗10年,虽然过度刷牙导致了牙龈退缩,但牙齿及牙周组织一直保持着健康状态。如果能够进行恰当的牙菌斑控制,那么牙周组织的健康就可以一直维持。

先来牢牢掌握吧！②
罹患牙龈炎的牙周组织

罹患牙龈炎的牙周组织是怎样的呢？

患牙龈炎时，牙龈红肿。通常是从牙间乳头处开始逐渐扩大到龈缘。龈沟液增加、刷牙等刺激时易出血。游离龈沟及点彩消失，形成假性牙周袋，有时牙龈呈肥厚的纤维性的条带状。下前牙区舌侧及上颌后牙区颊侧等唾液腺开口处附近可见白色的龈上牙石。

Theilade和Löe等（1966）的研究中发现，暂停刷牙9~21天内会发生牙龈炎，然后重新开始刷牙8天后炎症消退。

牙龈炎如果进行恰当的治疗，是可以治愈并恢复到原来的状态的。

● 罹患牙龈炎的牙周组织临床像

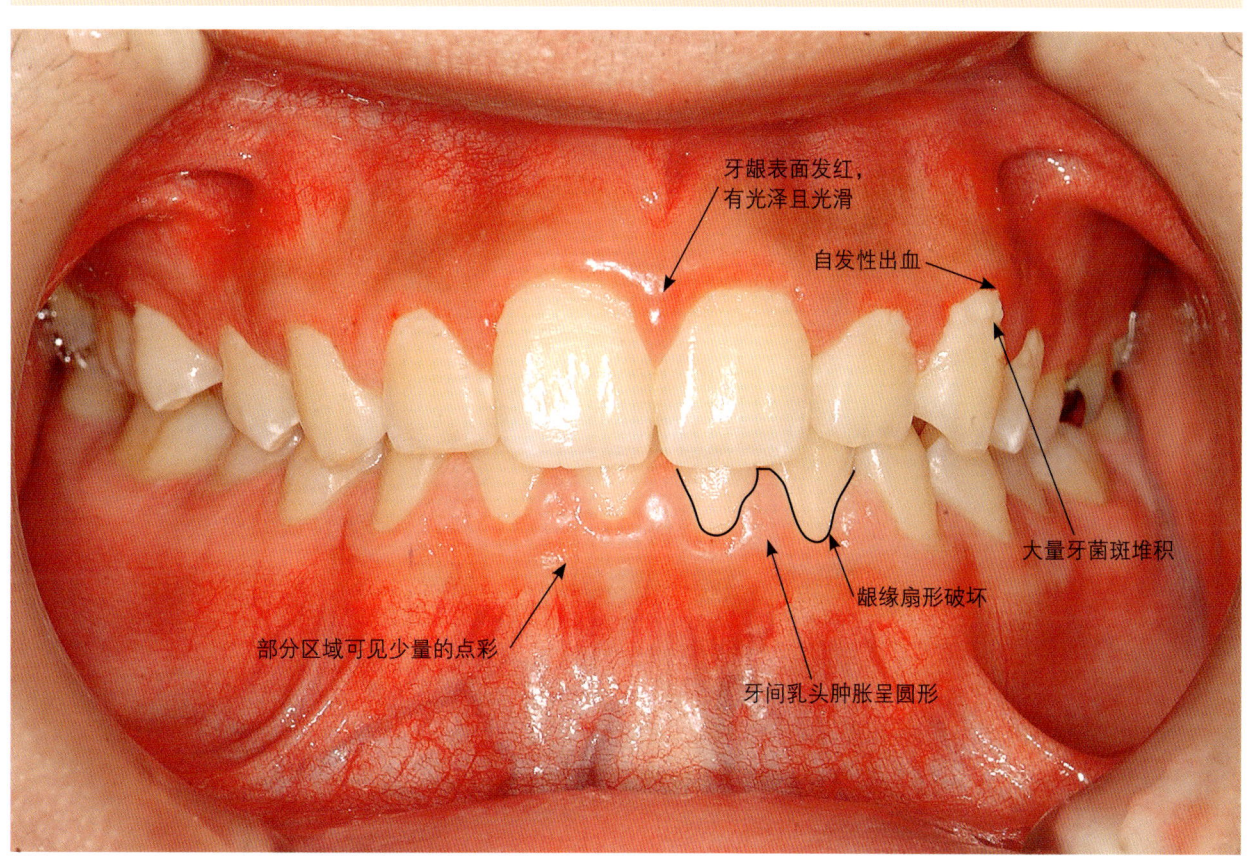

- 牙龈表面发红，有光泽且光滑
- 自发性出血
- 大量牙菌斑堆积
- 龈缘扇形破坏
- 牙间乳头肿胀呈圆形
- 部分区域可见少量的点彩

● 22岁男性的牙龈炎口内像

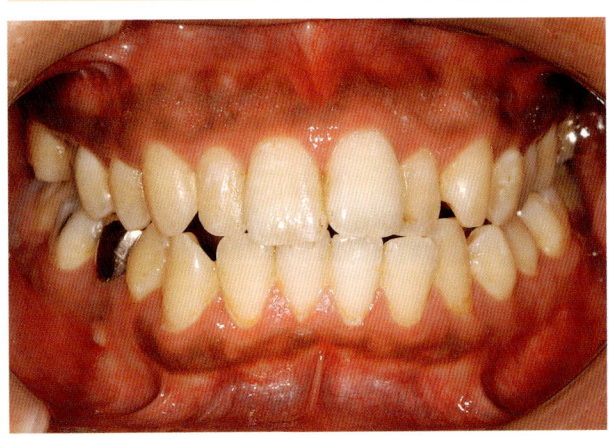

22岁男性，吸烟者（15支/天，吸烟史5年），刷牙不彻底。吸烟者特有的纤维性牙龈，且并未发现发红、肿胀。探针接触的所有部位均有出血。X线片未见骨吸收像，诊断为牙龈炎。

● 14岁男性的牙龈炎口内像

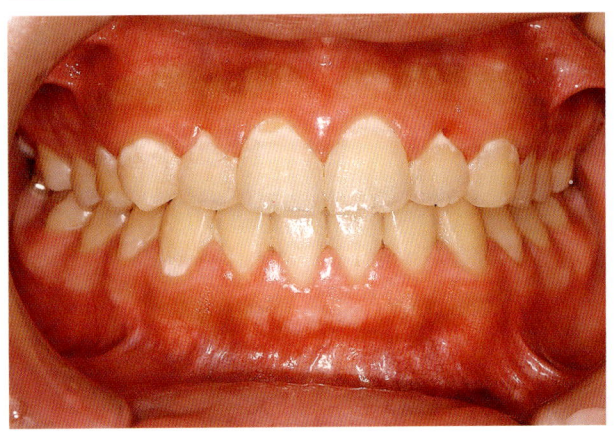

14岁男性，刷牙不彻底。全口牙龈发红、浮肿，且有刺激出血。牙颈部可见早期龋（白垩色斑块）。

● 26岁男性的牙龈炎口内像

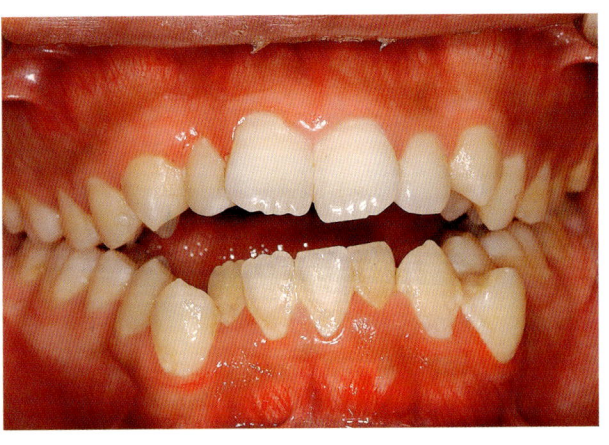

26岁男性，开𬌗及口呼吸。牙龈红肿及纤维性肥厚混在发生，牙菌斑干燥且附着于牙面，仅通过刷牙很难去除。

先来牢牢掌握吧！③
罹患牙周炎的牙周组织

罹患牙周炎的牙周组织是怎样的呢？

牙周炎的临床症状主要包括牙龈炎症、真性牙周袋的形成，牙槽骨吸收。牙龈的浮肿或纤维性肿胀、附着丧失形成牙周袋。炎症迁延不愈、牙周治疗后牙龈退缩，牙根暴露的情况也时有发生。

牙周袋内形成混合有血细胞成分的黑色龈下牙石。

附着丧失并不是均等发生的，而是在不同患者、不同牙位、不同牙面的进展速度各不相同。

在遗传性因素或者全身疾患（糖尿病）、雌激素、压力、吸烟等风险因素的促进下会快速发展。

● 罹患牙周炎的牙周组织临床像

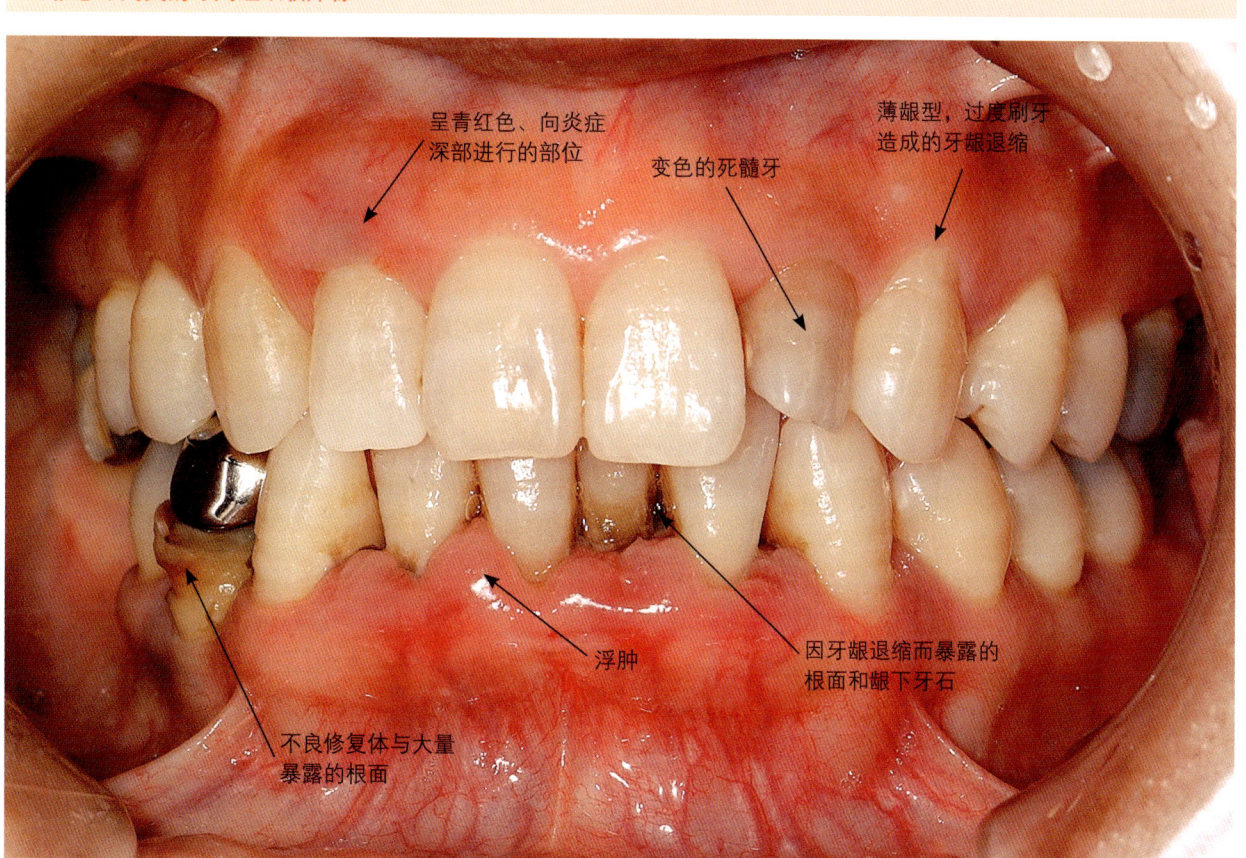

- 呈青红色、向炎症深部进行的部位
- 变色的死髓牙
- 薄龈型，过度刷牙造成的牙龈退缩
- 浮肿
- 因牙龈退缩而暴露的根面和龈下牙石
- 不良修复体与大量暴露的根面

● 56岁男性的牙周炎临床像

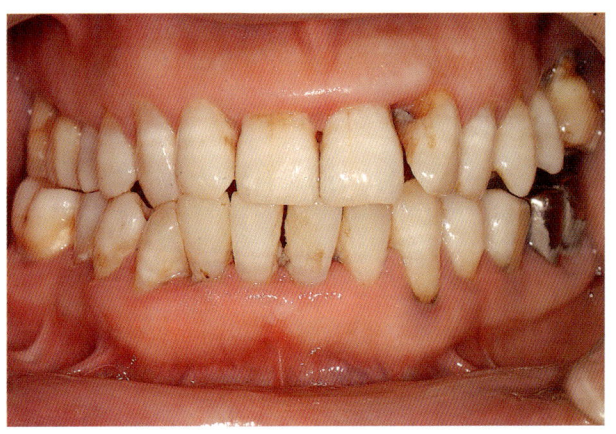

56岁男性，高血压治疗用药中。牙菌斑控制状态不良，探诊发现全口4~6mm的牙周袋，X线片见全口重度、后牙区部分为重度的骨吸收。与进行中的牙周炎的严重程度相比较，仅有牙龈的纤维性肥厚，较少见龈缘区明显红肿，服用降压药的副作用也应加以考虑。牙龈、牙槽骨的厚度均尚存，因此牙龈仍呈现富有紧绷感的状态。

● 55岁男性的牙周炎临床像

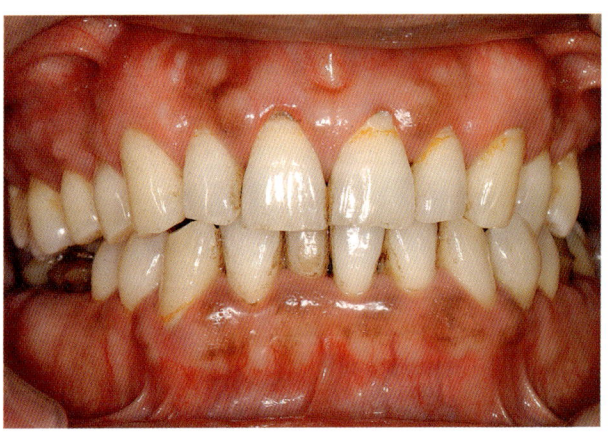

55岁男性，吸烟者（20支/天，吸烟史35年）。牙菌斑控制状态不良，探诊发现全口4~9mm的牙周袋及Ⅰ~Ⅲ度根分叉病变。X线片见上前牙区中度及全口其他区重度的骨吸收。吸烟致使牙龈纤维性肥厚，呈红黑色。几乎没有红肿，仅凭肉眼观察无法做出已经进展到重度牙周炎的预测。

● 44岁女性的牙周炎临床像

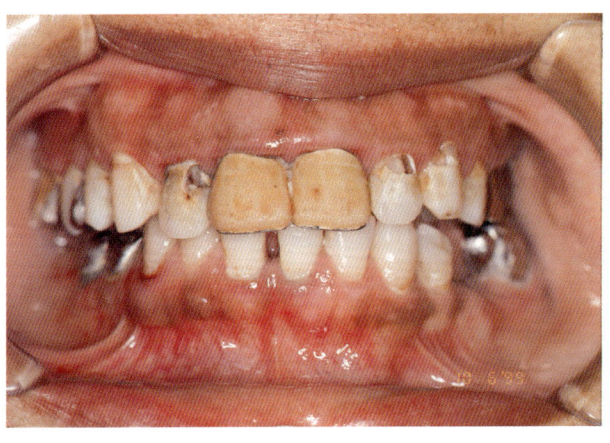

44岁女性，糖尿病既往史（未治疗）。牙菌斑控制状态不良，探诊发现全口4~8mm的牙周袋及Ⅰ~Ⅲ度根分叉病变。X线片显示上前牙区中度及磨牙域重度的骨吸收。继发龋、根面龋多发，可见浮肿，刺激牙龈时容易出血。

牙周病的分类

因为是牙周治疗的专业知识所以一起记牢吧！

牙周病的分类

● 日本牙周病学会的牙周病分类（2006年）

（1）牙龈病变
①菌斑性牙龈炎
②非菌斑性牙龈炎
③牙龈增生

（2）牙周炎
①慢性牙周炎
②侵袭性牙周炎
③伴有遗传疾病的牙周炎

（3）坏死性牙周疾病
①坏死性溃疡性牙龈炎
②坏死性溃疡性牙周炎

慢性牙周炎是怎样的呢？

临床倾向

- 成人中多见，年轻当中也时有发生。由生物膜（牙菌斑）导致的发病、可见牙周组织破坏（附着丧失及牙槽骨吸收）。
- 牙周组织的破坏程度与生物膜的量以及风险因素成正比。
- 局部性风险因素、糖尿病、药物（抗癫痫药、降压药等）、妊娠等激素平衡、吸烟、压力等全身因素均对牙周病造成影响。
- 根据患者及部位的不同，细菌组成不同，十分复杂。
- 通常可见龈下牙石。
- 持续且缓慢地进行，有时会伴有急性发作。
- 反复进行临床检查可以发现疾病的进展。
- 未治疗的患病部位可以发现进展的倾向。

● 慢性牙周炎的分类

按波及范围分类
局限型（Localized）
……患病部位占 30% 以下
广泛型（Generalized）
……患病部位超过 30%

按轻重程度分类［附着丧失：（Attachment Loss）］
轻度……1~2mm
中度……3~4mm
重度……5mm 以上

侵袭性牙周炎是怎样的呢？

临床倾向
- 与全身性疾病无关。
- 出现迅速的附着丧失和骨破坏。
- 有家族内患病率高的倾向。

次要特征（通常比较多发的症状）
- 发病部位，未必有大量的牙菌斑或者牙石。
- 牙龈卟啉单胞菌，或在部分地区变形链球菌的构成比例高。
- 吞噬细胞功能异常。
- 巨噬细胞的过度反应和化学介质（PGE2、IL-1β）等过度产生。
- 附着丧失和骨破坏的进行有自然停止的可能性。

● 侵袭性牙周炎的分类

	局限型	广泛型
发病年龄	青春期前后	30岁以下 30岁以上的情况下也时有发生
对致病菌的血清抗体反应	强	弱
患病范围	1颗以上第一磨牙 第一磨牙及中切牙相加2颗以上 其他牙齿2颗以下	第一磨牙及中切牙以外另有3颗以上
其他		激素的附着丧失和骨破坏具有突发性和不规则性

一起来理解侵袭性与慢性牙周炎的区别

侵袭性牙周炎是在从青春期前后到30岁以前发生并急剧进行的。而且，有时会自然地停止疾病的进行，如果疾病在早期即停止发展，那么就属于在暴发期仅累及第一磨牙和中切牙的局限型。

而从另一方面来说，慢性牙周炎的发病时期较晚，进展缓慢，但可伴有牙周破坏的急性期。有时候，与糖尿病等全身性疾病、压力、吸烟等风险因素相叠加，也会有进行较快的情况。

● 侵袭性牙周炎和慢性牙周炎的进展节奏

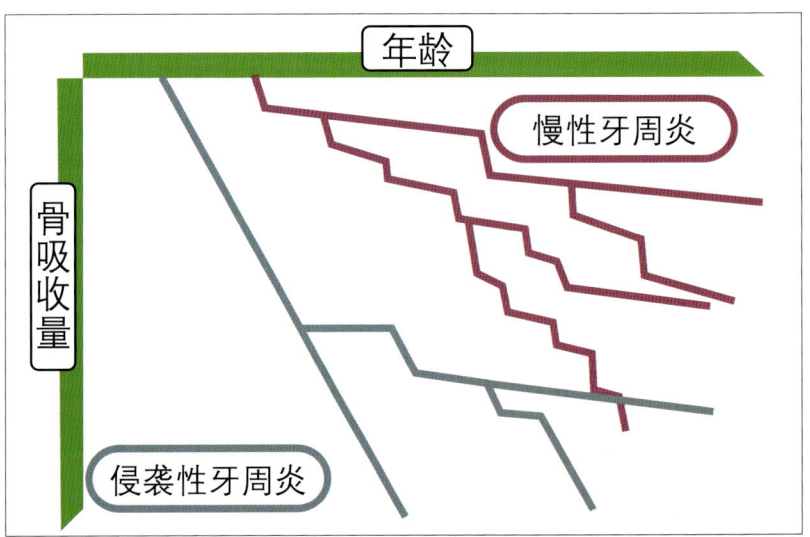

慢性牙周炎与侵袭性牙周炎的区别

	慢性牙周炎	侵袭性牙周炎
年龄	成人多见，年轻人群中也可见	青春期前后，30岁以下
家族内积聚（遗传因素）	不确定	确定
生物膜与组织破坏程度间的关系	一致	不一致
龈下牙石	高频度地被发现	与进展程度相比，龈下牙石量较少
全身性疾病	相关	不相关
细菌	多种的细菌菌落	特定菌
进展	伴有急性期的，低–中度的持续性进展	迅速进展

在临床中，判断慢性和侵袭性牙周炎困难吗？

右①的参考病例是35岁女性。可见4~10mm的深牙周袋和大量的牙石。特别是左上、右下、左下的磨牙区可见大量骨吸收影像。对该患者的慢性牙周炎病因，有可能是磨牙区局部的风险因素（解剖形态）导致了重度牙周炎的发生。

另一方面，参考病例②中这位25岁女性患者又是怎样的呢？左上、右下、左下的磨牙区可见大量骨吸收影像。考虑到发病年龄，大概可以判断为局限型侵袭性牙周炎吧。

然而，参考病例①与②其实是同一个患者，①是②10年后的状态。这位患者10年后来院复查，确认了10年来的牙周状况变化。

日常临床中没有自觉症状但疾病已发展后才来就诊的情况很多，认为不了解发病年龄＝判断困难的情况也多。

● 参考病例①　35岁女性

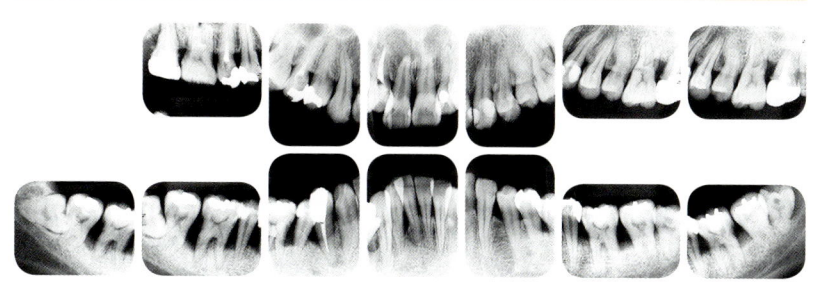

35岁女性，怀孕4个月。过去曾接受过刷牙指导，但牙菌斑控制状态不佳，刷牙时自我感觉到牙龈出血。

● 参考病例②　25岁女性

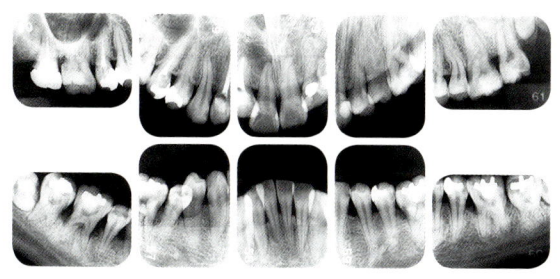

25岁女性。牙菌斑控制状态不佳。除了磨牙区以外，牙周袋均在3mm以下，从X线片可以看出左上、右下和左下的第一磨牙出现垂直向骨吸收。本病例恰恰是参考病例1的10年前的状态，典型的侵蚀性牙周炎的局部型表现。

牙周病的进展，因牙为单位、牙面为单位而不同

有牙周病在特定的部位发展这一说法。一边比较参考病例①和该病例10年前的状态，即参考病例②中的磨牙区，一边思考未治疗情况下牙周炎进展的特异性。

左下第一磨牙处，25岁时近中可见深的垂直向骨吸收，而35岁时该处骨吸收已经停止，之前未见骨吸收的远中侧发现了大量骨吸收。

右下后牙区可见第一磨牙大量骨吸收的进展缓慢，之前几乎没有吸收的第二前磨牙处出现了大量的骨吸收。

骨吸收已经进展到左上第一磨牙远中，骨吸收进展得更加严重。

10年间变化图中可见牙周炎的进展情况，不仅因人而异，在同一人的牙齿中，同一牙齿的牙面上进展节奏也是不同的。

● 试比较同一患者10年来的变化

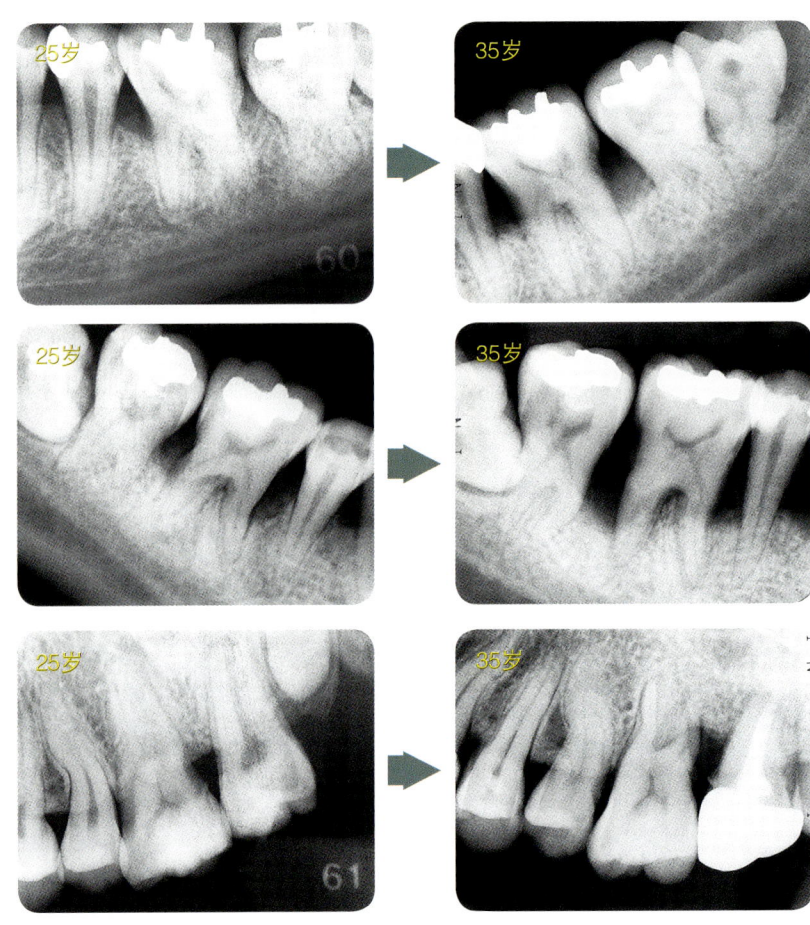

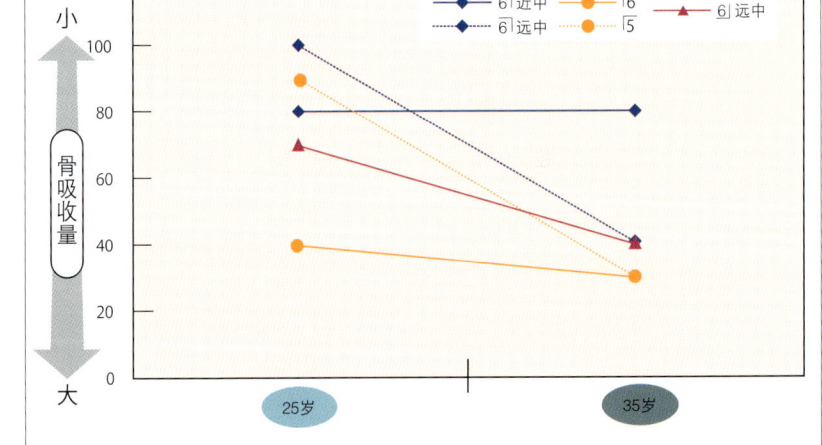

● 49岁女性轻度慢性牙周炎的口内像

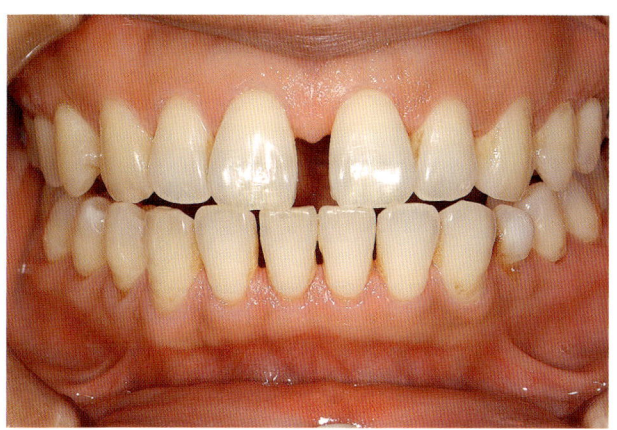

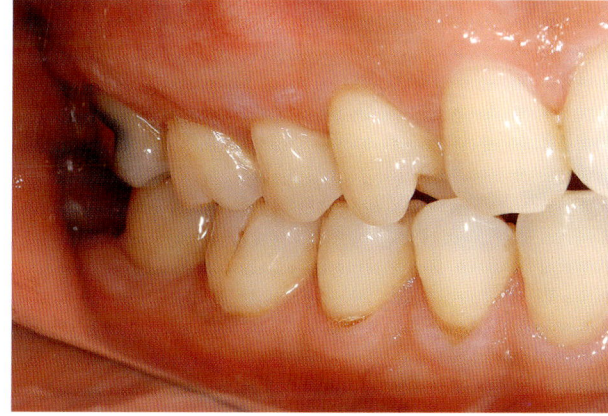

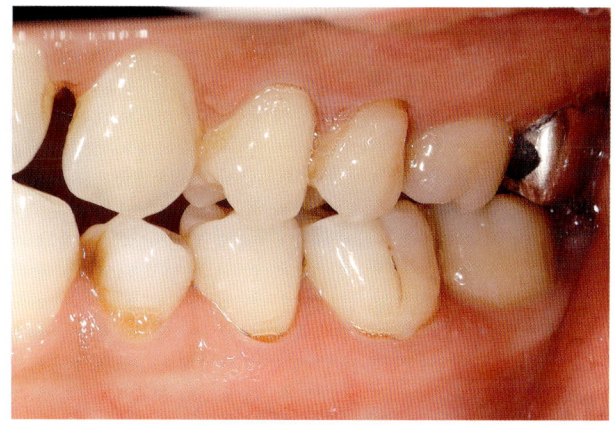

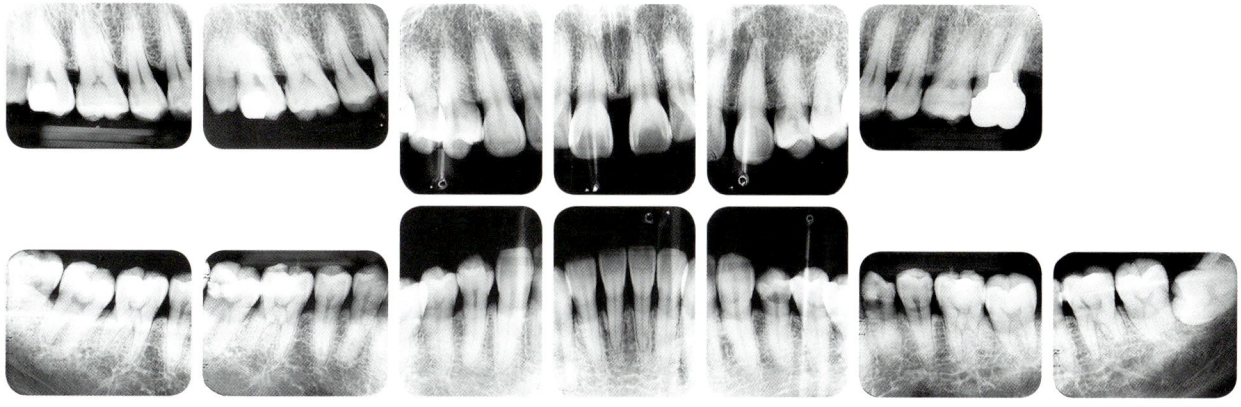

49岁女性。过去曾接受过口腔卫生指导，颊舌侧未见牙菌斑，邻面可见牙菌斑附着。探诊发现全口3～4mm的牙周袋，且X线片见全口轻度的骨吸收。通过以上的检查、诊查结果，可以将该患者诊断为轻度的广泛型慢性牙周炎。通过视诊几乎无法发现牙龈红肿等症状的征兆，且可能仅被认定为是由于过度刷牙导致的颊侧牙龈退缩的程度。

● 45岁女性重度慢性牙周炎的口内像

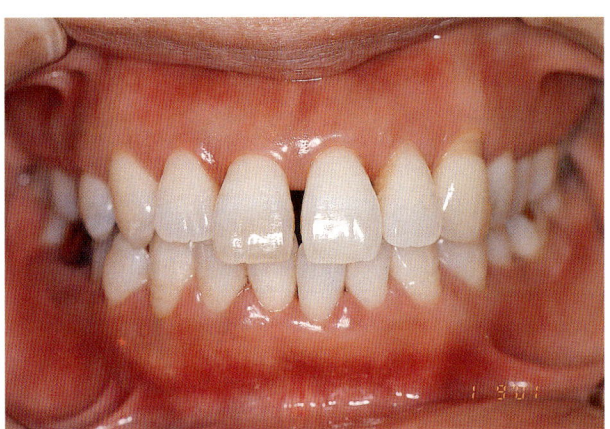

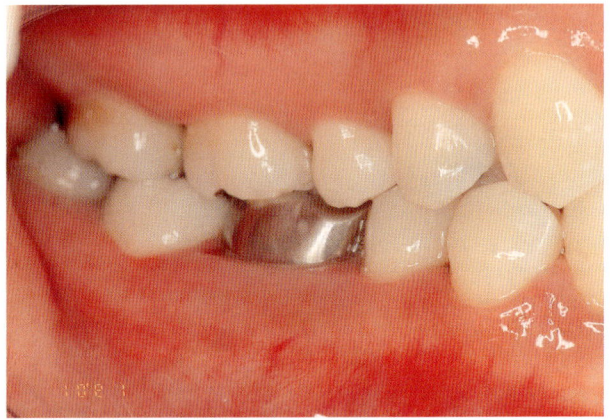
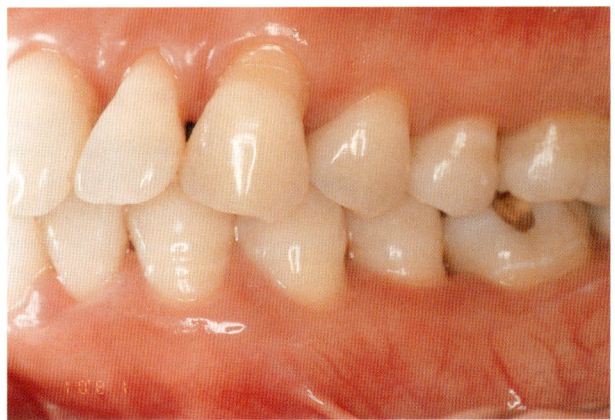

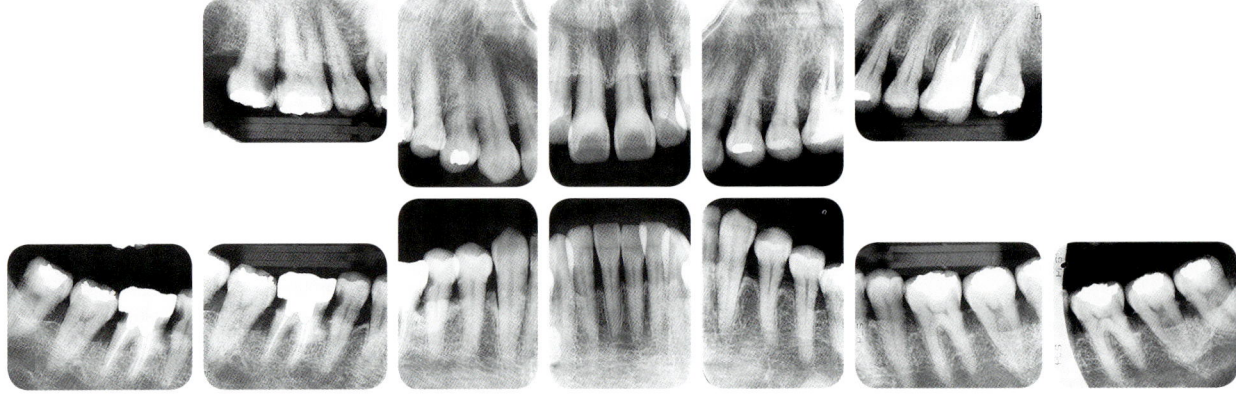

45岁女性。过去曾接受过口腔卫生指导，除部分磨牙区以外，牙菌斑控制大致良好。探诊见全口4~6mm的牙周袋，其X线片见全口重度的骨吸收。通过以上的检查、诊查结果，可以将该患者诊断为重度的广泛型慢性牙周炎。牙龈并未见严重浮肿，仅仅是红褐色肿胀的程度而已。上颌前牙扇形散开。

● 33岁男性广泛型侵袭性牙周炎的口内像

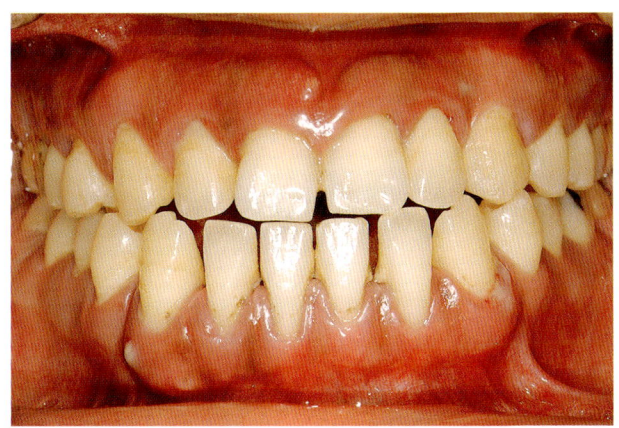

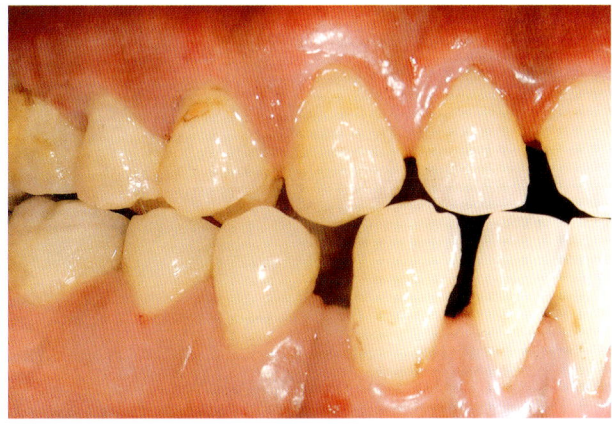
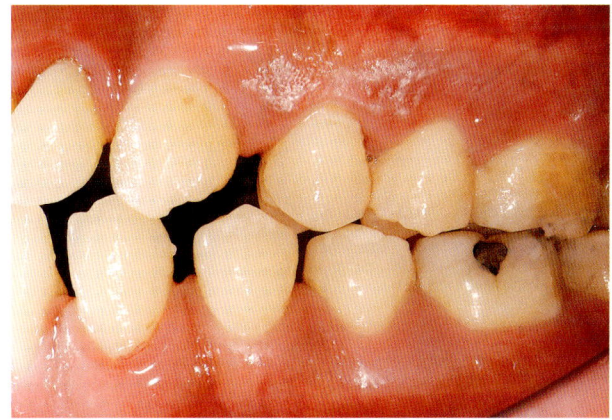

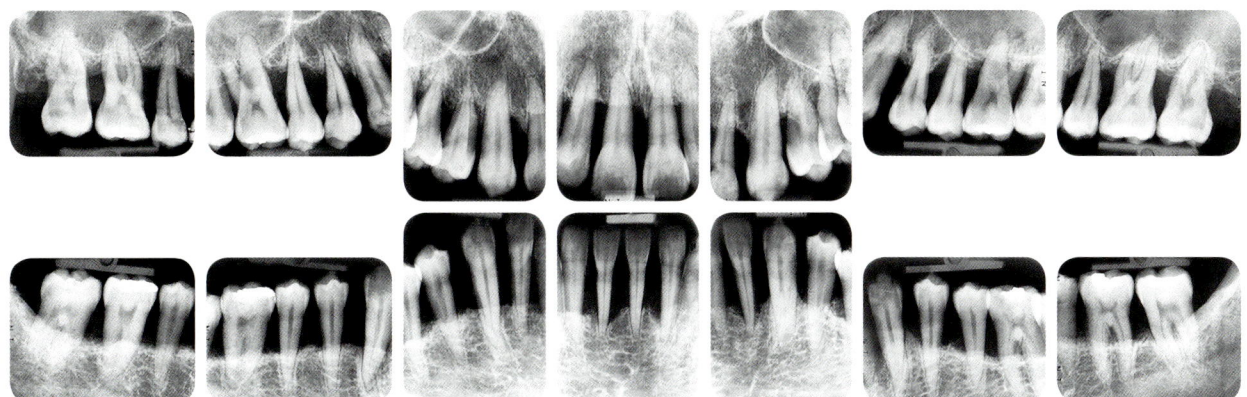

33岁男性，吸烟者（10支/天，烟龄12年）。牙菌斑控制状态不佳，探诊见全口5~10mm的牙周袋之外，全口牙周袋探诊出血，部分牙周袋有排脓。X线片见全口重度的骨吸收。通过以上的检查、诊查结果，可以将该患者诊断为广泛型侵袭性牙周炎。而视诊虽可见牙龈的炎症，但是并未发现严重的牙龈红肿和大量牙石堆积的情况。

坏死性牙周病是什么？

临床倾向

- 牙尖乳头及边缘龈上可见穿通样的特征性病损。
- 牙龈出血，疼痛，形成伪膜，伴有口臭。
- 因患者抵抗力低而发病，与口腔卫生情况差、精神压力、营养不良、吸烟、HIV感染相关。

● 24岁男性坏死性牙周病的口内像

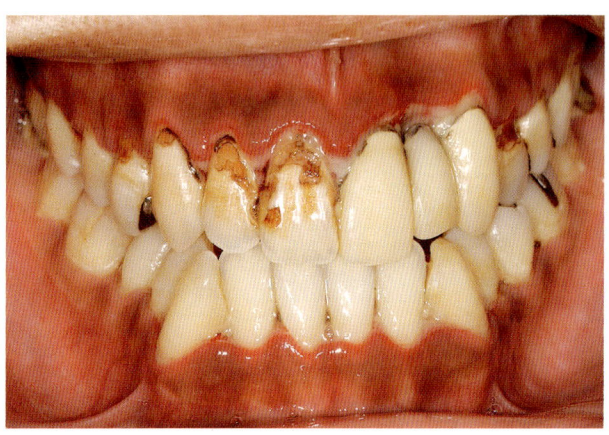
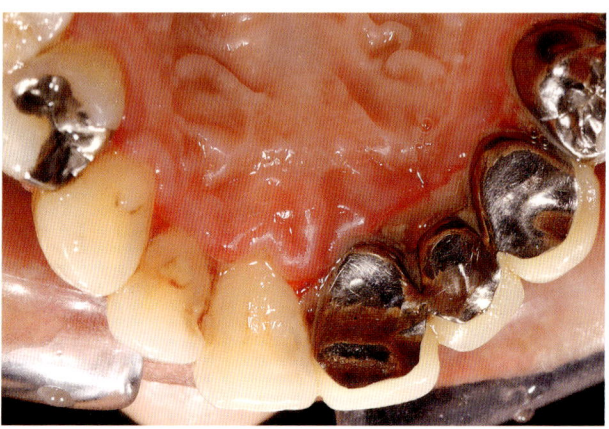
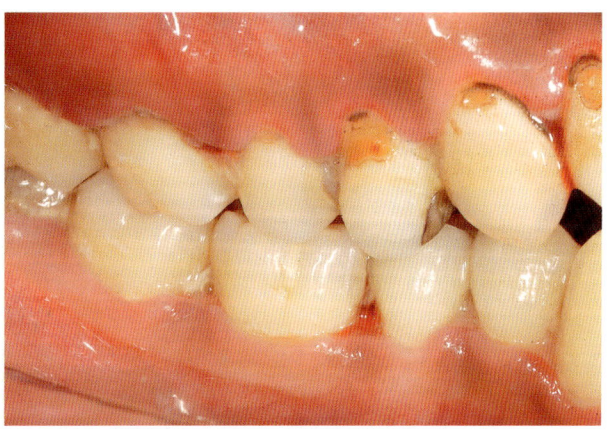
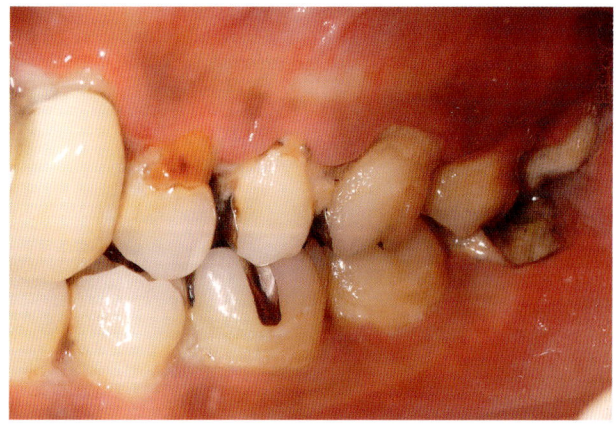

24岁男性，有肺气肿既往史，吸烟者（20支/天，烟龄20年）。生活习惯不规律，自觉精神压力大。牙菌斑控制情况不佳，全口探诊深度3~4mm，无探诊出血，X线片未见骨吸收。视诊观察到牙龈自发性出血，伪膜形成，以及典型的牙间乳头的穿通样病损。通过以上检测结果可将该病例诊断为坏死性溃疡性牙龈炎。

这是牙周炎吗？未达到诊断基准的偶发性附着丧失

作为牙周病的一般诊断基准，附着丧失有时也未必仅限于牙周病。

例如，外伤和牙列异常相关联的牙龈退缩、埋伏牙、智齿拔除等相关联的附着丧失等。

这种偶发性的附着丧失，有时也是牙周炎的初期症状，因此要在牙周炎的高风险部位上多加留意。

● **外伤相关联的附着丧失①**

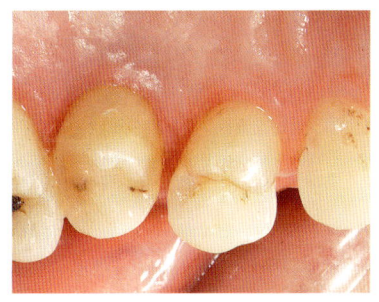
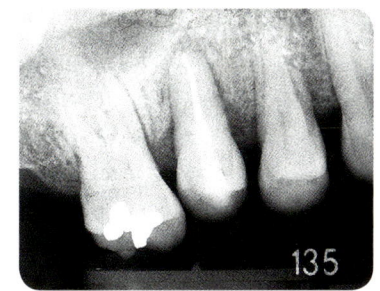

4|根折的病例。照片为4个月前的状态。探诊深度＜3mm，牙周组织处于正常的状态（5|是利用智齿的矮小牙移植过来的）。

之后

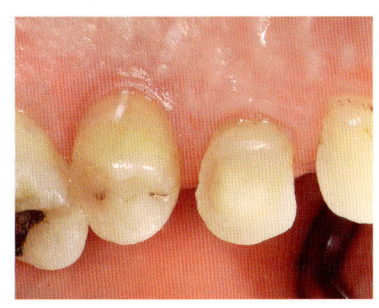

根折之后。舌尖斜向下折裂达牙根。牙折碎片与牙龈相连。

之后

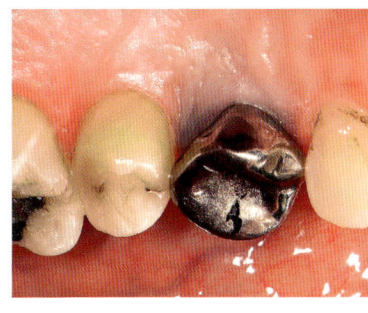
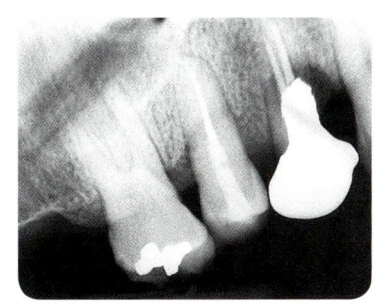

拔除牙片后进行了修复治疗。3年后，发现腭侧6mm、近中4mm的牙周袋。X线片见大量的骨吸收。被认为是与牙折相关的附着丧失。

● 外伤相关联的附着丧失②

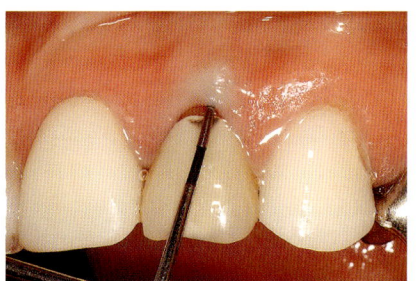 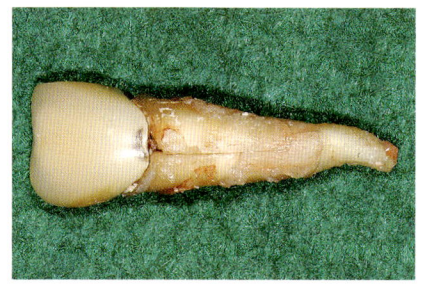

以"2̄充填体脱落"为主诉来院的患者（照片中的修复体为临时冠）。仅在颊侧发现一处6mm深的牙周袋。这个牙周袋5个月前尚未发现。判断为无法保留后拔除。拔牙后，牙折线可用肉眼清晰观察到。该病例的深牙周袋就是牙根折裂相关的附着丧失，细菌沿着牙折线进入并破坏了牙周膜。

● 牙列异常相关联的附着丧失

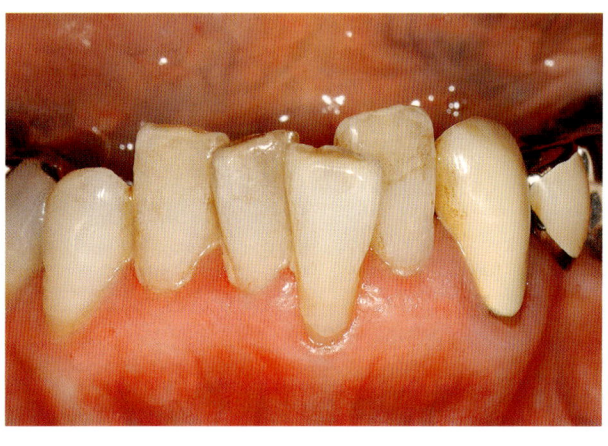

牙列不齐牙弓中被挤出的牙齿的牙槽骨及牙龈都会变薄，容易引起附着丧失而出现根面暴露。再加上过度刷牙导致的牙龈退缩、根面磨耗、根面龋、牙周炎进展等的危险性就更高，因此务必要注意（本病例中，牙颈部已经进行了充填处理）。

● 正畸治疗埋伏牙相关联的附着丧失

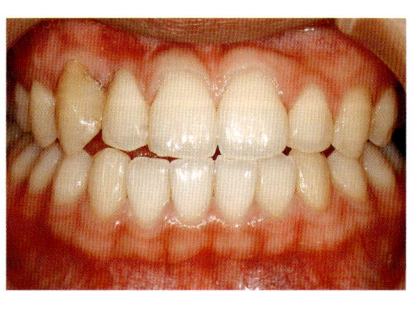 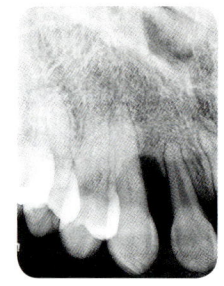

15岁女性。完全埋伏的右上尖牙处开窗并通过正畸使其暴露和直立。正畸结束后，即形成了7mm的牙周袋，可见袋内出血。X线片中可见骨吸收。该病例似乎是由与埋伏相关联的偶发性的附着丧失而最终导致了牙周炎发病。尽管透彻地说明了控制的重要性，但没有获得患者的理解中途失访。

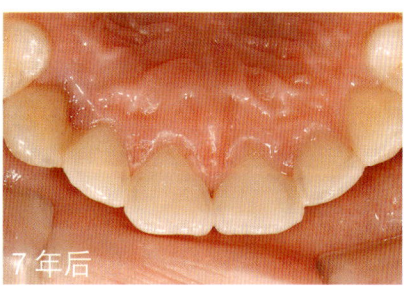 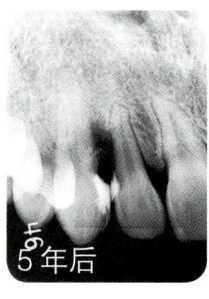

其他部位的问题为主诉来院检查时的照片。5年后的X线片和7年后的口内像中可见，并未发现明显的进展，原有的深牙周袋和袋内出血依然存在。

● 智齿拔除相关联的附着丧失

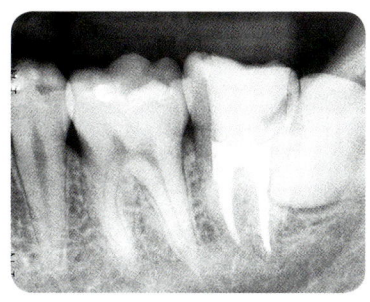

27岁女性。因右下智齿周围炎导致的肿胀来院。与⏌7远中的智齿牙冠部相连的6mm深的牙周袋内伴有出血并排脓。

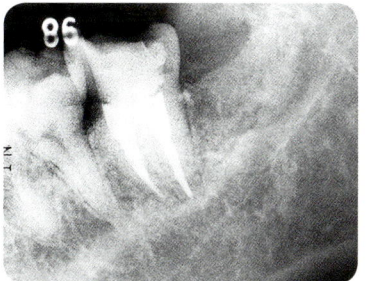

智齿拔除2个月后的状态。由于拔除智齿导致⏌7远中出现大量的骨缺损。

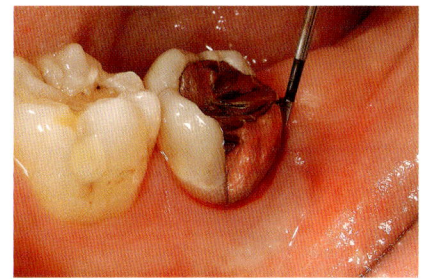
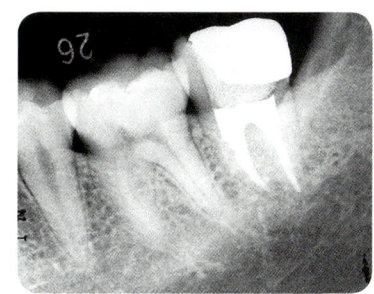

智齿拔除14个月后的状态。X线片见⏌7远中侧骨已有再生的情况，但是，6mm的牙周袋及袋内探诊出血仍然存在。

● 根管侧穿相关联的附着丧失

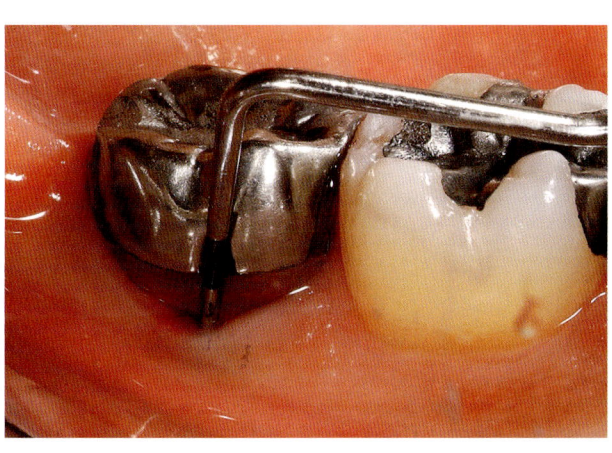
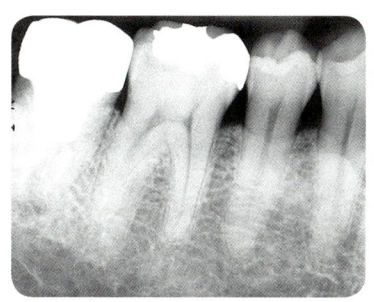

尽管该患者全口探诊深度在3mm以下，几乎未发现牙周炎的进展，但仅在⏌7舌侧存在以沿舌沟向下9mm的深牙周袋。X线片上的桩核尖端与探诊插入的部位相重合，探诊时能感知到有突起物阻碍探针。很可能是在预备桩核时造成的根管侧穿相关联的附着丧失。

参考文献一览

【参考书籍】（顺序与书中引用不同）

[1] Lindhe J, Karring T, Lang NP. 監訳：岡本浩. Lindhe 臨床歯周病学とインプラント 第 4 版. 基礎編. 東京：クインテッセンス出版, 2005.

[2] Lindhe J, Karring T, Lang NP. 監訳：岡本浩. Lindhe 臨床歯周病学とインプラント 第 4 版. 臨床編. 東京：クインテッセンス出版, 2005.

[3] Lindhe J（編集）. 岡本浩（監訳）. Lindhe 臨床歯周病学. 東京：医歯薬出版, 1992.

[4] Rateitschak KH, Rateitschak EM, Wolf HF. 監訳：原耕二. 歯周病学カラーアトラス. 新潟：西村書店, 1987.

[5] アメリカ歯周病学会編. 監訳：岡田宏. AAP 歯周治療法のコンセンサス. 東京：クインテッセンス出版, 1999.

[6] アメリカ歯周病学会編. 監訳：石川烈. AAP 歯周疾患の最新分類. 東京：クインテッセンス出版, 2001.

[7] 日本歯周病学会編. 歯周病の診断と治療の指針. 東京：医歯薬出版, 2007.

[8] Hall WB. Critical Decisions in Periodontology. fourth edition. London: BC Decker Inc, 2002.

[9] 榊原悠紀田郎, 他. 新歯科衛生士教本. 歯科保健指導. 東京：医歯薬出版, 1994.

[10] 山本浩正. 歯科衛生士のための Dr.Hiro の超明解ペリオドントロジー. 東京：クインテッセンス出版, 2004.

[11] 月星光博, 岡賢二. 歯周治療の科学と臨床. 歯周病の治療のゴールをめざして. 東京：クインテッセンス出版, 1992.

[12] 熊谷真一（編）. 補綴臨床 Practice Selection. 入門 X 線写真を読む. 東京：医歯薬出版, 2005.

[13] 酒井琢朗, 高橋和人. 歯科衛生士教本. 口腔解剖. 東京：医歯薬出版, 1984.

【参考论文】（顺序与书中引用不同）

[1] Axelsson P, Nyström B, Lindhe J. The long-term effect of a plaque control program on tooth mortality, caries and periodontal disease in adults. Results after 30 years of maintenance. J Clin Periodontol 2004;31(9):749–757.

[2] 中川洋一. 黏膜に異変が !? 知っておきたい口腔黏膜疾患 48. 歯科衛生士 2007; 9: 74–81.

[3] 中川洋一. 黏膜に異変が !? 知っておきたい口腔黏膜疾患 48. 歯科衛生士 2007; 11: 46–53.

[4] Theilade E, Wright WH, Jensen SB, Löe H. Experimental gingivitis in man. II. A longitudinal clinical and bacteriological investigation. J Periodontal Res 1966;1:1–13.

结语

　　我们口腔科护士日常进行的检查诊断等，收集到非常重要的信息，在临床工作中发挥着巨大的作用。在每天繁忙的临床工作中，除了追求正确加速度以外，对患者的照料也不可欠缺的诊断工作可不是那么容易进行的。

　　这次，在本书中介绍的内容，应该是前辈教给后辈代代相传的知识和技能。但是，考虑到现在的口腔科护士的雇佣状况，新老传帮带的循环不好的口腔科医院想必很多。因此，为了不太懂种种检查诊断方式的新手口腔科护士，也为了自己能检查诊断但是却不善于表达和传授以及没有相关经验的成手口腔科护士，我们把每天的临床工作中诊断检查的方式和要点以及注意点总结成了本书。

　　凝缩了基础中的基础的本书，如果能够对大家的日常诊断检查工作有所帮助，从着手编写到今日的每一天，都会是我们美好的回忆。

　　这是我们的处女作，10个月的时间里，本书一天也没有离开过我们脑海，直到今天松了一口气，终于进入了结语这一页。

　　对于本书提供了很多意见的医生们、牺牲了自己的午休时间帮助我们摄影的员工们，请让我们从心底道一声感谢。同时，我们也借此向长期以来支持我们的日本精萃出版社的木村明先生表示由衷的感谢。

石原　美树

小牧　令二

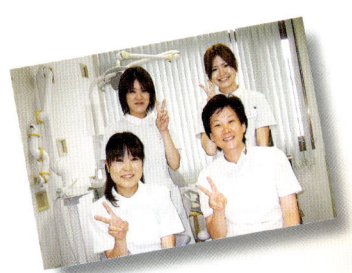 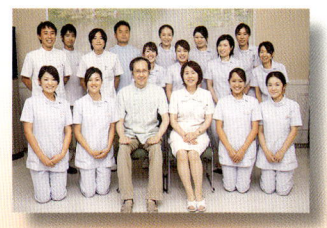 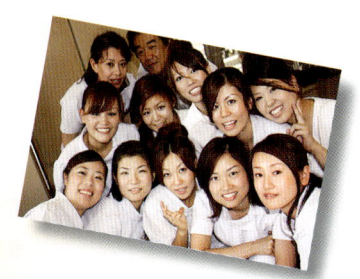

非常感谢给予帮助的6家口腔医院的同仁

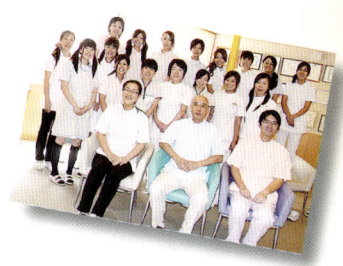 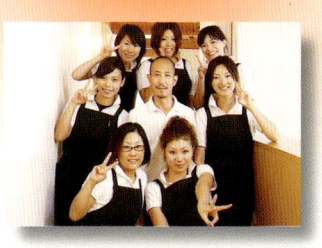 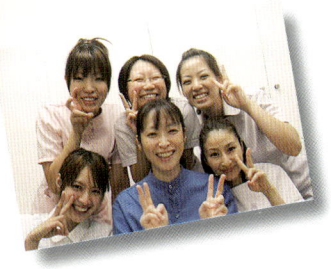